AF245880

MANUEL COMPLET

PRÉSERVATIF ET CURATIF

DU

CHOLÉRA-MORBUS.

PARIS. — IMPRIMERIE ET FONDERIE DE FAIN,
Rue Racine, n. 4, place de l'Odéon.

MANUEL COMPLET

PRÉSERVATIF ET CURATIF

DU

CHOLÉRA-MORBUS;

RÉDIGÉ PAR PLUSIEURS MÉDECINS, D'APRÈS LA DOCTRINE
ADOPTÉE PAR L'ACADÉMIE DE MÉDECINE DE PARIS.

Viendra-t-il ?
En mourrons-nous ?

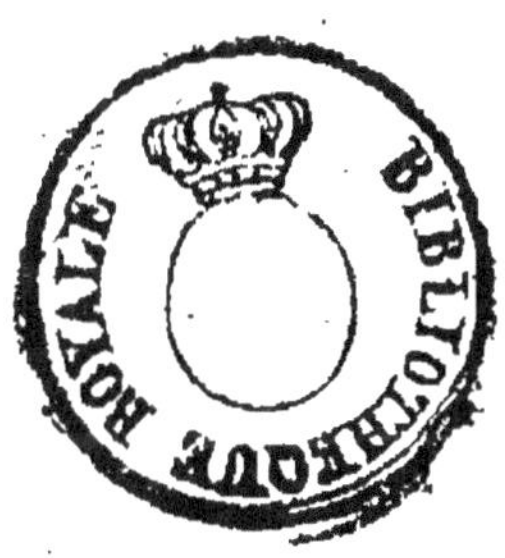

PARIS.

CROCHARD, LIBRAIRE,

RUE ET PLACE DE L'ÉCOLE DE MÉDECINE, 13.

AUDOT FILS, LIBRAIRE,

RUE DU PAON, 8, ÉCOLE DE MÉDECINE.

1831.

PRÉFACE.

De toutes les maladies attaquant un grand nombre d'individus à la fois, l'histoire ne nous en a pas encore fait connaître de plus redoutable que le choléra-morbus, qui a commencé à dépeupler l'Inde en 1817, et qui, depuis lors, sans cesser de ravager le sol où il est né, se propage dans tous les sens sur une surface immense, et menace de s'étendre sur le monde entier. Ce fléau paraît d'autant plus redoutable, que, malgré les nombreuses recherches dont il a été l'objet, les

trente ou quarante millions de victimes
qu'il a déjà moissonnées , les descriptions multipliées qui en ont été recueillies, les lumières et la science profonde des médecins qui ont été dans le
cas de l'étudier ; enfin, malgré la per-
fection que l'état actuel des sciences et
des arts permet d'apporter dans l'observation de l'affection cholérique , on
reste encore fort incertain sur des
points importans de son histoire.

On conçoit dès lors l'effroi qu'elle
inspire ; il est tel, pour certaines personnes, que l'appréhension est déjà
un grand mal, et que tout ce qui
pourra éclairer l'opinion sur cette maladie rendra un véritable service ; car,
ce qu'il importe surtout pour prévenir
des craintes exagérées, c'est, en ne
dissimulant rien du danger, d'en bien
apprécier l'importance réelle.

Pendant que les médecins s'occupent à controverser une foule de questions plus ou moins oiseuses, la maladie marche, et peut être arrive. Cela rappelle Archimède s'occupant à dessiner une machine pour défendre Syracuse, dans le moment que des soldats sont venus le tuer avant qu'il sût que la ville était prise. Nous, nous avons craint d'être surpris dans des questions futiles, et, au lieu de nous mêler aux débats, nous avons recueilli ce qui pouvait en ressortir de salutaire.

C'est donc, après avoir lu tous les ouvrages publiés sur le choléra-morbus, après avoir assisté à toutes les discussions qui se sont élevées à son sujet dans le sein de l'académie de médecine de Paris, et sans avoir épousé aucune opinion exclusive, que nous avons entrepris notre Manuel.

Nous connaissons tous les dangers des ouvrages de médecine populaire, lorsqu'ils doivent servir à diriger le traitement des maladies ordinaires; mais il n'en peut être de même à l'égard du choléra-morbus. L'expérience a appris qu'en général on sauve difficilement les malades qui ne sont pas secourus promptement; d'un autre côté, on sait avec quelle rapidité a souvent lieu l'invasion. Or, sera-t-on toujours en position de trouver sur-le-champ un médecin, surtout si beaucoup de malades sont surpris à la fois, si le mal, comme dans l'Inde, débute plus souvent la nuit que le jour; enfin, s'il est funeste en quelques heures? Il était aussi très-important de faire connaître les maladies qui ressemblent au choléra, et d'en établir exactement la différence, afin de prévenir l'épouvante que leur apparition pourrait faire naître.

Le public est effrayé avec raison du fléau qui le menace ; il veut connaître en quoi il consiste réellement ; il s'inquiète si la maladie est épidémique, ou si l'on peut en être frappé inopinément dans le cas où sa cause résiderait dans l'air ; il veut savoir s'il est contagieux, ou si l'on s'en préservera en évitant tout contact avec les cholériques et les choses qu'ils ont touchées ; enfin, il demande les moyens de s'y soustraire ou de s'en guérir.

Nous avons répondu à ces questions et à plusieurs autres, non point dans le langage médical, mais de manière à être compris de tout le monde ; nos instructions sont précises, intelligibles, et elles seront d'un grand avantage pour suppléer le médecin s'il vient

à manquer, ou quand on ne pourra
assez tôt et assez souvent ; enfin, pour
l'aider lorsqu'il sera présent.

Notre Manuel est complet, puisque
nous n'y avons rien omis d'essentiel ; il
doit être utile, en ce qu'il renferme des
préceptes simples, exacts, d'une application facile, et cela pour des circonstances où l'on peut être absolument
sans secours au milieu d'un très-grand
danger ; enfin, ne dût-il que satisfaire
la curiosité des lecteurs sur un objet
qui l'excite à un si haut degré, nous
sommes sûrs qu'il atteindra ce but, car
nous n'y avons laissé sans explications
aucune des questions importantes que
le choléra-morbus a fait naître.

Quant à la confiance que peut in-
spirer un ouvrage anonyme, nous dirons que, parmi les brochures récemment publiées sur le choléra-morbus,

la plupart sont si imparfaites, que leur publication décèle bien plus l'intention d'indiquer la demeure de leurs auteurs , et de quêter des cliens , que la volonté de faire un livre utile. On sait, d'ailleurs, que tel est presque toujours le but des ouvrages de médecine populaire, et comme nous n'avons pas voulu encourir même le soupçon d'une semblable charlatanerie, nous croyons, en cachant nos noms, attirer plus de confiance à notre Manuel , que si nous les avions fait connaître.

MANUEL

PRÉSERVATIF ET CURATIF

DU

CHOLÉRA-MORBUS.

***

Avant ces derniers temps le nom de choléra-morbus était à peine connu dans le public. Cette maladie avait déjà régné épidémiquement, mais les craintes inspirées par son apparition ne s'étaient pas étendues beaucoup au delà des pays où elle s'était montrée. Elle n'avait donc pas encore apparu comme une de ces grandes pestes qui ont épouvanté le monde à diverses époques, et telle qu'on la voit établie depuis bientôt quinze ans dans des régions immenses.

Hippocrate avait connu cette affection, et la description qu'il en donne sous le nom de *choléra*, peut encore servir à la faire reconnaître. Mais c'est surtout dans *Arétée*, médecin qui vivait sous les premiers empereurs romains, que l'on en trouve une histoire si fidèle, qu'il reste peu de traits à y ajoûter. C'est même un des faits les plus remarquables de la maladie qui nous menace aujourd'hui, que cette ressemblance après deux ou trois mille ans, lorsqu'elle se reproduit dans un pays si différent, et sur des hommes dont la constitution organique n'est probablement pas la même.

Au surplus, le nom de choléra est, comme on voit, fort ancien; il a été employé également par Galien, et se compose de deux mots grecs qui signifient, *bile*, je *coule*. Les auteurs latins y ont ajouté le mot *morbus*, maladie, et les Français ont adopté le tout en francisant la dénomination tirée des deux langues. L'expression *choléra-morbus*, qui a passé dans la plupart des langues modernes, signifie donc, d'après l'étimologie, *maladie par écoulement de bile*, ce qui est loin de donner une idée exacte d'une affection dans laquelle la bile joue souvent un rôle sinon nul, du moins très-secondaire. On l'a aussi appelée *passion cholérique*, *diarrhée cholérique*, *cholérée inflammatoire*, *cholerrhagie*; enfin, l'on sait que le nom de *trousse-galant* lui a été donné par le vulgaire pour désigner la promptitude avec laquelle elle abat et tue les hommes les plus robustes. On l'appelle quelquefois *mort de chien* dans l'Inde.

Mais, quel que soit le nom adopté pour la désigner, on peut la définir une affection aiguë, caractérisée par des vomissemens et des déjections par en bas, d'une quantité considérable de fluides aqueux, limpides ou de couleurs variées, ordinairement sans saveur ni odeur, avec douleurs violentes du ventre, crampes aux membres, faiblesse extrême, face décomposée, pouls presqu'insensible, et intégrité des facultés intellectuelles jusqu'à la fin de la vie.

Tels sont les symptômes graves qui feront toujours reconnaître le *choléra-morbus* : nous aurons occasion, en indiquant plus tard les affections avec lesquelles on peut la confondre, de faire voir qu'il n'en est aucune où ces symptômes se retrouvent ensemble ; mais il importe avant tout de faire connaître les diverses variétés de la maladie.

DES DIFFÉRENCES QUE PRÉSENTE LE CHOLÉRA-MORBUS CONSIDÉRÉ EN GÉNÉRAL.

Le choléra-morbus est une maladie presque toujours *essentielle*, c'est-à-dire qui ne dépend d'aucune autre. Si quelquefois on a observé une réunion de symptômes capables de le caractériser, et qui résultaient d'une autre affection, ce n'a pu être que dans des cas fort rares, et l'on peut dire que presque jamais il n'est *symptomatique*.

Dans tous les pays il a été observé à l'état *sporadique*, c'est-à-dire, survenant sur des individus isolés, sans en attaquer d'autres, paraissant en toutes saisons, quelles que soient la nature et la position des lieux, et par des causes individuelles. Cette espèce de choléra-morbus est plus généralement connue, parce qu'il a été vu partout, et c'est surtout avec celui-là que l'on pourrait confondre certaines maladies qui en diffèrent essentiellement.

Le choléra *épidémique* est celui qui attaque un grand nombre d'individus à la fois dans le même lieu. C'est ainsi que dans le mois d'août 1817 il se montra tout à coup dans une ville du Bengale, où il faisait périr vingt à trente personnes par jour, et c'est avec le même caractère que, de ce pays, il s'est propagé depuis lors dans tant de lieux, qu'il n'en est plus où l'on se croie à l'abri de ses ravages.

On appelle *endémique* une maladie qui règne habituellement dans un pays, ou s'y reproduit régulièrement à certaines époques de l'année. Il paraît résulter des nombreux documens qui nous sont fournis sur le choléra-morbus, que l'épidémie de l'Inde s'est établie en permanence dans certaines contrées, ce qui est d'autant plus fâcheux, que ce sera peut-être autant de foyers d'où l'on peut redouter à l'avenir de voir ce fléau s'élancer sur les autres pays. Tout porte à croire, dit un témoin de ses ravages, que le Bengale en sera désormais le siége permanent. Les raisons en sont : les pluies périodiques, abondantes et continues qui tombent sur ce vaste plateau depuis le mois de juin jusqu'en août; la chaleur excessive qui règne dans ces contrées; les débordemens du Gange qui laissent sur le sol, après qu'il est rentré dans son lit, une énorme quantité de vases ; les émanations de la terre pendant la durée des pluies ; la présence du soleil au zénith de ce point géographique ; de fréquens et terribles orages; enfin le manque d'air, de vent, et la stagnation des miasmes pendant la durée de la mousson sud-ouest de mars en septembre. Voilà assez de causes pour établir endémiquement le choléra au Bengale.

Enfin le choléra semble *contagieux* dans bien des cas ; mais, comme il s'élève à cet égard des doutes qui ne peuvent être éclaircis que par une discussion approfondie, nous nous bornerons pour le moment à indiquer seulement cette forme que semble revêtir la maladie dans certains cas.

Elle peut encore présenter des différences résultant de sa marche et de sa durée.

On exagère peut - être en citant des exemples où elle aurait tué en dix minutes ; mais on sait que souvent cette terminaison fatale ne s'est pas fait attendre deux heures ; d'autres fois, la maladie dure un jour ou deux ; et quand elle se prolonge six à sept jours, c'est qu'il s'agit du choléra sporadique.

Sa marche est ordinairement continue. On ne cite pas d'exemples où il y aurait eu des accès ; cependant quelques médecins pensent qu'il y a souvent rémittence, c'est-à-dire que bien que la marche soit continue, il y a des exacerbations; c'est même ce qui a suggéré l'idée de combattre cette affection avec le quinquina, comme nous le dirons à l'article du traitement.

Quant à la distinction du choléra en *sec* et en *humide*, il nous répugne de l'admettre. Elle serait en contradiction avec la définition cette maladie, dans laquelle nous avons dit qu'il y avait toujours évacuation d'une grande quantité de liquide. Nous ne pourrions voir dans un choléra-morbus sec, qu'une simple inflammation de la membrane intérieure de l'estomac et des intestins; or, nous aurons occasion de prouver que cette maladie ne provient pas d'une inflammation ordinaire. Sydenham donnait pour exemple du choléra sec celui où l'on ne rend que des vents par le haut et par le bas; ce n'était par conséquent qu'une colique venteuse très-forte.

On a encore distingué le choléra-

morbus en *vrai* ou *faux*. Cette différence est au moins futile, car un choléra
faux ne peut être qu'une réunion de
symptômes produits par une cause accidentelle qui n'a déterminé que les
apparences de la maladie ; ce n'en est
point par conséquent une variété. Quand
par exemple on a appelé choléra un
vomissement abondant d'alimens mal
digérés, avec coliques violentes et dé-
voiement, c'était considérer comme la
maladie ce qui n'en était qu'une période.
En général, les médecins regardent
comme une source fort importante de
différence entre les maladies, leur état
de simplicité ou de complication avec
une autre affection, ou un accident qui
en augmente la gravité. Cette distinction
n'est guère applicable au choléra-morbus, dont la marche est en général si
rapide, que l'on peut difficilement supposer en même temps une autre maladie ; il est d'ailleurs si dangereux, que la
complication n'aurait qu'une importance
bien secondaire. Nous verrons cepen-

dant que vers la fin il se manifeste des symptômes de typhus.

Enfin des différences bien plus intéressantes résultent des causes qui paraissent capables de produire cette maladie.

DES CAUSES DU CHOLÉRA-MORBUS.

Nous rappellerons, avant d'entrer dans le détail des causes, que nous considérons la maladie en général, et non telle ou telle espèce en particulier.

On appelle *prédisposantes* les causes qui préparent une maladie en agissant continuellement, mais pas d'une manière assez forte pour la déterminer. Elles sont *occasionelles* quand elles produisent immédiatement la maladie. Mais on conçoit que, quand les premières agissent plusieurs à la fois, ou avec une grande intensité, elles peuvent devenir occasionelles. Cette distinction est donc importante, surtout en l'appliquant au choléra, dont la production est le plus souvent tellement spontanée , qu'il est bien difficile de lui assigner une cause probable.

Ces causes sont , les unes *physiques,* les autres *physiologiques* ou *pathologiques.* Les explications qui vont suivre feront comprendre ces expressions.

§ 1er. *Des causes physiques ou extérieures du choléra-morbus.*

Ce sont celles qui proviennent de l'air et de sa température , des saisons et de la nature des lieux. Nous y comprendrons toutes les choses que l'on applique sur le corps , ou qui sont introduites par la bouche.

Les climats chauds et humides sont les plus capables de produire le choléra-morbus. Tous les auteurs ont cité , en exemples , la Grèce , les îles méditerranées , l'Amérique méridionale , etc. ; mais ce sont les Grandes-Indes où tout semble réuni pour produire et entretenir ce fléau.

La chaleur humide en est la cause la plus active. Aussi la saison chaude ne la produit pas tant que l'air reste sec ; mais aussitôt que la pluie succède à une forte chaleur, et surtout quand il y a en même temps refroidissement , on le voit sévir avec plus ou moins de force, suivant que ces causes sont plus prononcées. Voilà pourquoi la fin de l'été et le commencement de l'automne ont toujours produit plus de choléra-morbus que les autres saisons de l'année. Mais, pour que la chaleur du climat et de la saison dispose à cette maladie , il faut qu'il y ait en même temps vicissitude atmosphérique , humidité et refroidissement subits ; enfin , passage du chaud au froid , du sec à l'humide.

Toutes ces circonstances sont communes dans l'Inde, et l'on pourrait même dire journalières , puisqu'à des jours où le thermomètre s'élève à cinquante ou soixante degrés succèdent des nuits très-fraîches et fort humides. Cette cause est tellement puissante , même sur mer, que beaucoup de voyageurs rapportent des observations de matelots pris de choléra-morbus pour s'être endormis sur le pont d'un bâtiment , exposés à la fraîcheur humide de la nuit après un jour très-chaud.

Si l'on cherche à se rendre compte de la manière d'agir de ces causes , il n'est pas possible de méconnaître que leur action se porte sur les surfaces intérieures de l'estomac et des intestins. Qui n'a pas observé cet effet , même dans nos climats tempérés , après une chaleur forte , si seulement elle se prolonge durant quelques semaines ? La bouche devient pâteuse , l'appétit se perd , les forces diminuent , on éprouve un sentiment de chaleur intérieure , et tous les signes qui dénotent une irritation des voies digestives ; l'estomac et les intestins ne sont pas encore enflammés , mais ils se trouvent dans une disposition telle qu'il suffit d'une cause légère , pourvu qu'elle ait une action subite ,

pour déterminer l'explosion de la maladie cholérique.

Ceci explique comment les causes occasionelles peuvent agir un grand nombre de fois sans amener le résultat funeste qu'elles produisent d'autres fois
avec tant de facilité. C'est que leur action
ne suffit pas toujours ; il faut que les organes soient dans un état qui ne leur
permette pas d'en recevoir l'impulsion
sans en être blessés, sans que leur fonc-
tion en soit profondément altérée.

C'est ainsi qu'agissent la fraîcheur des
nuits, les vêtemens mouillés conservés
sur le corps, le refroidissement subit
surtout pendant la sueur, le froid sur le
ventre et l'estomac, le marcher les pieds
nus sur le pavé ou sur un sol froid et
surtout humide, et un bain dans de
l'eau trop froide. L'on a vu d'autres fois
un coup de soleil produire le même effet.
Dans tous ces exemples, la peau reçoit
une impression forte et subite qui, par
la merveilleuse, mais dans ce cas bien
malheureuse disposition de notre orga-

nisation, retentit à l'intérieur et frappe de préférence sur les parties les plus sensibles dans le moment, c'est-à-dire sur l'estomac et les intestins.

Ainsi nous pouvons établir que le choléra-morbus sévit plus fréquemment et avec plus de violence dans les climats chauds et durant l'été, parce que ce sont, avec l'humidité, les circonstances les plus propres à développer des irritations des voies digestives, comme l'hiver et les pays froids sont les circonstances les plus favorables pour la production des inflammations de la poitrine et des douleurs rhumatismales.

Cette affection, dit Sydenham, qui est l'Hippocrate de l'Angleterre, arrive presque aussi constamment vers la fin de l'été et les approches de l'automne, que les hirondelles au commencement du printemps et le coucou vers le milieu de l'été ; aussi la place-t-il parmi les maladies épidémiques d'automne, et il fait à cet égard la remarque importante que le choléra-morbus, qui paraît à tout autre

époque de l'année , en diffère sous plusieurs rapports, et n'est pas de même
nature.

Enfin, ce grand médecin était tellement persuadé de l'influence atmosphérique comme cause du choléra , qu'il at-
tribua l'épidémie dont il a été spectateur
en 1769 aux températures variées du
mois d'août de cette année ; il dit également avoir vu , dans l'épidémie de 1776,
les symptômes prendre une grande force
par l'effet de la chaleur excessive qu'il
faisait.

Mais nous ne terminerons pas sur ce
sujet sans remarquer que dans les pays
tempérés le choléra-morbus se présente
assez rarement hors de la saison des chaleurs ; et bien que celui dont maintenant nous redoutons tant l'invasion diffère , commé nous le ferons voir, du
choléra accidentel, il n'est guère possible qu'il ne subisse pas quelque influence de la part des causes dont il s'a-
git. L'on doit dès lors se rassurer un
peu sur le danger de voir l'épidémie nous

arriver, maintenant que l'époque des chaleurs n'en favorise plus le développement. Enfin nous ajouterons encore, pour augmenter la sécurité, qu'en France, où la température est plus égale, il est moins à craindre qu'en Angleterre, à cause aussi des brouillards, dus dans ce pays à l'eau, qui en baigne les côtes de toutes parts.

Nous avons annoncé, en commençant cet article, que les choses introduites dans le corps pouvaient être placées au nombre des causes du choléra-morbus. En effet, une nourriture insuffisante pour entretenir les forces du corps, ou de mauvais alimens, ou enfin des excès habituels de table, prédisposent à la maladie en mettant le corps dans un grand état de faiblesse, en même temps que l'estomac et les intestins deviennent le siége d'une forte irritation. Il en est de même de l'ivrognerie, ou seulement de l'usage des boissons mal fermentées, de la bière ou du cidre gâtés, des vins aigres, et surtout des eaux impures,

Mais les mêmes causes sont capables de produire subitement la maladie. Ainsi nous lisons dans les journaux, sous la rubrique de Berlin, qu'à Posen, où le choléra sévissait avec violence, on avait remarqué qu'un plus grand nombre de personnes étaient attaquées les mardis et les mercredis, par suite des excès de boissons auxquels le peuple se livre le dimanche et le lundi ; par conséquent, l'intempérance est une des causes les plus actives du choléra.

Il est aussi certains alimens qui, par leur nature, produisent le même résultat que l'excès des autres. Depuis Hippocrate, on cite en exemple les viandes crues, celle de porc, les œufs de barbeau, de brochets, les crabes, les crevettes, les écrevisses, certains champignons, les fèves, les oignons, les choux, les melons, les concombres. Linnée fait mention de quelques tortues de mer. Enfin nous ajouterons l'oseille crue, certains radis, le raifort, les alimens gras, les fritures, les sauces appelées *roux*, les pâtisseries et les fruits verts.

On a aussi signalé comme suspects certains fruits mûrs, tels que les ananas, les pêches ; mais on conçoit qu'il a fallu des circonstances particulières pour rendre ces alimens malfaisans ; et c'est ainsi que le célèbre Hoffmann mentionne dans ses ouvrages un choléra-morbus occasioné par des fraises mangées immédiatement après un violent accès de colère. Le même effet a été produit chez des enfans pour avoir pris le sein de leurs nourrices qui venaient d'éprouver un vif mouvement de l'âme, une impression morale très-forte. Dans le dernier cas, puisque les organes étaient sains, le lait avait donc éprouvé dans sa nature intime une modification qu'il n'est pas donné à nos sens de pouvoir apprécier ; dans le premier, au contraire, il est évident que l'état des organes a été la seule cause du choléra, et que l'ingestion de tout autre aliment que des fraises aurait eu le même résultat, tandis que l'enfant aurait reçu sans aucun inconvénient le lait de sa nourrice quelques instans avant qu'elle eût éprouvé une émotion forte.

On a vu aussi des boissons froides, quoique très-saines d'ailleurs, produire le choléra, surtout lorsqu'on les buvait le corps étant en sueur.

On sait que les glaces prises trop tôt après le repas ont produit des indiges- tions violentes, on dit même le véritable choléra-morbus. Des effets semblables ont été observés il y a quelques années à Paris, où cet événement a même fait du bruit, parce que les accidens n'étant survenus qu'aux personnes qui avaient pris des glaces dans un certain café du Palais-Royal, l'opinion générale fut que ces glaces étaient empoisonnées. Voici l'explication de cet événement ; elle n'est pas étrangère au choléra-morbus.

Il y avait dans le moment environ trois semaines que la chaleur s'élevait à plus de 25 degrés du thermomètre de Réaumur, ce qui est, pour le climat de Paris, une température très-chaude et peu ordinaire ; il en résultait déjà cette excitation , cette irritation des membranes intérieures que nous avons dit provenir dans les Indes de la chaleur forte qui y règne habituellement. Il paraît qu'un jour les glaces avaient été refroidies à un degré plus bas que de coutume, en sorte que l'introduction dans des estomacs presque enflammés de substances aussi froides produisit un contraste tel, qu'il y eut des désordres semblables à de véritables empoisonnemens, et qui, s'ils arrivaient maintenant, paraîtraient des signes évidens du choléra-morbus, et causeraient à Paris un effroi aussi difficile à calmer, que l'on a eu de peine alors à ramener le public à l'usage des glaces, dans lesquelles on a persisté pendant long-temps à croire qu'il pouvait y avoir du vert-de-gris ou d'autres substances capables d'empoisonner.

La conclusion de tout ceci, c'est que le trop grand froid, introduit dans l'estomac subitement, peut faire éclater le choléra - morbus , et que cet effet est d'autant plus dangereux, que le froid est plus fort, que le corps est plus échauffé, et surtout que la chaleur atmosphérique est plus grande et dure depuis plus long-temps.

Telles sont les principales causes que nous avons appelées physiques ; nous ajouterons, pour dernière réflexion , que celles qui peuvent *déterminer* l'explosion du choléra-morbus agissent d'une manière plus forte après le repas que dans tout autre moment.

On pourrait toutefois en excepter les poisons, qui doivent être mis au nombre des causes occasionelles du choléra-morbus, causes qui produisent en général des effets moins violens à dose égale, lorsqu'ils sont avalés pendant que l'estomac est rempli d'alimens. Au surplus, nous aurons occasion de revenir sur ce sujet, lorsque nous ferons connaître les maladies qui ressemblent le plus au choléra-morbus ; nous indiquerons les espèces de poisons qui peuvent, sinon le produire, au moins simuler cette maladie.

§ II. *Des causes physiologiques ou intérieures du choléra-morbus.*

Elles dépendent de l'organisation des hommes, de la manière dont leurs fonctions s'exécutent dans l'ordre naturel, des actions auxquelles ils se livrent, et des impressions qu'ils éprouvent; en un mot, ce sont les causes qui viennent du dedans, tandis que les causes physiques viennent du dehors.

L'âge peut influer sur la disposition à ontracter le choléra-morbus. Tous les observateurs ont remarqué que l'époque de la vie où on en était le plus souvent affecté, était celle qui suit la jeunesse et précède la vieillesse; c'est aussi durant ce temps, que l'on appelle l'âge adulte, que les organes de la digestion, siége principal du choléra, jouissent d'une plus grande activité; et comme il est reconnu que les organes dont la vie et l'action ont le plus d'énergie sont ceux qui éprouvent le plus de maladies, ceci explique peut-être la fréquence du choléra à cet âge, qui d'ailleurs est celui de l'intempérance dans le régime alimentaire, cause si puissante de cette maladie. Il paraît, au contraire, que les vieillards en sont plus rarement atteints, et il en serait de même du jeune âge, si les accidens de la dentition ne contribuaient à rendre les enfans plus disposés à en être affectés.

Le *sexe* n'est pas non plus sans influence sur la prédisposition au choléra. Presque tous les historiens de cette maladie, qui ont écrit avant l'épidémie actuelle, se sont accordés à dire que les femmes en étaient plus souvent frappées que les hommes ; la raison s'en trouvait d'une part dans la sensibilité plus grande de leurs organes, dans cette susceptibilité qui chez elles rend les maladies nerveuses si fréquentes, et, de l'autre, dans ce fait qui paraît certain maintenant, savoir, que le système nerveux est altéré assez fortement dans le choléra. Mais, quelque satisfaisante que fût cette explication, elle est complétement démentie par les faits ; car, d'après les nombreux calculs que malheureusement on vient d'avoir occasion de faire, on sait qu'en général l'épidémie attaque quatre fois plus d'hommes que de femmes, à très-peu d'exceptions près, dans toutes les contrées qu'elle désole [1].

Le *tempérament* bilieux a toujours été considéré comme celui qui disposait le plus au choléra-morbus. Les hommes maigres, dont la peau, surtout à la face, est pâle ou jaunâtre, dont les cheveux sont noirs, et qui réunissent à une certaine force du corps beaucoup de courage, de constance, d'opiniâtreté même dans les idées et les entreprises, qui dorment peu, et chez lesquels les affections bilieuses sont fréquentes, ces hommes sont bilieux, les organes de la digestion

[1] On cite cependant Moscou, où il paraît qu'il a péri plus de femmes.

sont chez eux faciles à agacer, et les causes qui produisent cet effet doivent agir sur ces organes, de manière à y rendre le choléra plus fréquent que chez les individus d'un autre tempérament. Toutefois nous devons nous hâter d'ajouter, pour rassurer les personnes qui se savent bilieuses, que tout ceci s'appliquerait bien plus au choléra acciden-tel qu'à celui qui règne épidémiquement, et qui ne paraît pas autant influencé par l'état bilieux.

On sait que les impressions morales vives déterminent souvent le choléra. On l'a vu survenir après un accès de colère, un emportement, une grande terreur, quelle qu'en soit la cause ; enfin la frayeur même de l'épidémie ne serait pas exempte de danger, elle pourrait du moins y disposer, ainsi que toutes les passions ressenties avec quelque violence. Dès lors le tempérament *nerveux*, que l'on pourrait appeler malheureux, parce qu'il est presque un état de souffrance habituelle, et qui est si désirable à cause de l'esprit et de la supériorité dont il est la source, celui dans lequel il y a faiblesse du corps en même temps que beaucoup de sensibilité, des sensations vives et promptes, et où une grande susceptibilité d'impressions permet aux causes que nous venons de citer d'agir avec plus de force, le tempérament nerveux, disons-nous, est un état qui dispose à contracter le choléra, et les personnes qui en sont douées semblent devoir le redouter bien plus que les autres. Mais si l'on consulte l'expérience, encore une fois elle ne confirme pas la théorie, car nous avons vu que les femmes, qui sont bien plus nerveuses que les hommes, sont plus que ces derniers ménagées par la maladie. Nous ajouterons que la classe pauvre et livrée au travail, dans laquelle le tempérament nerveux est inconnu, est cependant celle où le choléra fait le plus de victimes.

Il est vrai que les *professions*, et diverses circonstances de la vie, influent très-puissamment sur sa production. On dit que les professions qui s'exercent hors des habitations, à l'exposition du soleil, en sont une cause prédisposante, et que par conséquent les soldats, les cultivateurs, et principalement les moissonneurs, dont le travail a lieu pendant la saison chaude, y sont plus sujets. Cela peut être réel, mais ce n'est que par l'effet de la chaleur forte dont ils sont frappés, car, sous tout autre rapport, à moins de privations qui les exténuent, leur genre de vie, en faisant le corps plus robuste, les rend moins propres à contracter le choléra. Ce sont, au contraire, les professions affaiblissantes qui y disposent, et l'on doit s'attendre à le voir attaquer bien plus souvent les ouvriers qui travaillent dans des lieux renfermés, où l'air circule mal, surtout s'ils sont exposés à l'humidité, et encore plus à des émanations de matières végétales ou animales en décomposition.

En général les exercices capables d'épuiser les forces disposent au choléra s'ils sont long-temps continués ; mais il a été quelquefois produit immédiatement par une course immodérée, une fatigue excessive, surtout quand la chaleur est forte, le balancement d'une escarpolette, le cahot d'une voiture, et principalement la navigation sur mer.

On sait combien un premier voyage est pénible pour ceux qui n'en ont pas encore senti les effets ; il est même des personnes qui sont toujours aussi fortement affectées par l'influence de la mer. Ils ne tardent pas à ressentir des vertiges, des éblouissemens, une douleur au creux de l'estomac, des nausées, et enfin des vomissemens répétés et douloureux. Le ventre est habituellement ferme, mais quelquefois les selles sont assez fréquentes pour donner à cette maladie toutes les apparences du choléra-morbus, d'autant plus que l'abattement et l'anxiété des malades sont bientôt au comble ; qu'ils frissonnent, chancellent et s'accroupissent ; qu'ils n'ont ni la volonté, ni la faculté de se mouvoir, et que les menaces et les mauvais traitemens ne pourraient les y déterminer. Dans cet état d'anéantissement physique et moral, a dit M. Kéraudren, l'homme le plus délicat reste au milieu des ordures répandues autour de lui, comme l'animal le plus immonde, et ne prend aucun soin de son existence. Il refuse les alimens qui sont offerts, et verrait avec indifférence qu'on voulût le délivrer de la vie. Telle était sans doute l'affreuse position du prince des orateurs romains, de Cicéron, qui, sachant que Marc-Antoine avait envoyé Papilius pour lui couper la tête, se réfugia sur un vaisseau, où il eut tant à souffrir du mal de mer, qu'il aima mieux retourner à Gaëte présenter sa tête au meurtrier, que de supporter plus long-temps les angoisses d'un tel mal. Aussi nous n'hésitons pas à l'apprendre à ceux qui ont éprouvé ce mal, ils peuvent se faire une idée assez exacte du choléra-morbus, et ils ne s'étonneront pas que de semblables accidens, s'ils ont une certaine durée, ne finissent par l'amener réellement.

Cette dernière réflexion peut s'appliquer également à la grossesse et à la dentition, qui, par les vomissemens souvent si répétés qu'elles provoquent finissent par produire une irritation des premières voies, et un véritable choléra, mais non celui qui est épidémique.

§ III. *Des causes pathologiques du choléra-morbus.*

Nous appelons ainsi tous les dérangemens dans l'ordre naturel des fonctions, ou dans la texture des organes, capables de disposer à contracter cette maladie. Des vomissemens répétés, quelle qu'en soit la cause, peuvent amener une irritation de l'estomac qui dégénère en choléra. La dysenterie prolongée a produit le même résultat par un effet analogue sur les intestins, enfin toutes les irritations, les inflammations des voies digestives, soit qu'on en ignore la cause, soit que la présence des vers, ou que des vomitifs, des purgatifs trop répétés, ou même des poisons, les aient amenées.

Le choléra a été produit par la suppression subite d'autres maladies, telles qu'un mal de tête, un catharre ancien, le rhumatisme, les maladies éruptives avec ou sans fièvre, la gale, les dartres, etc. On sait que Sydenham, dont le nom déjà cité se rattache à l'histoire de l'épidémie la plus remarquable du choléra-morbus d'Europe qu'il a si bien décrit, on sait que ce grand médecin est mort d'une attaque de cette maladie causée par la suppression de la goutte. Le même effet peut résulter de la suppression d'un cautère, d'un ancien vésicatoire, d'une sueur habituelle, celle des pieds par exemple, des règles, etc. Enfin l'hypochondrie a souvent été une cause prédisposante du choléra, ainsi que toutes les maladies qui ont affaibli le corps, augmenté la susceptibilité nerveuse, et laissé dans les organes de la digestion un état plus ou moins prononcé d'irritation.

Telles sont les principales causes auxquelles le choléra-morbus a été attribué; mais, dans les circonstances nouvelles et graves où nous serions placés si la maladie qui maintenant atteint l'Allemagne venait à éclater en France, nous devons convenir que ces causes n'auraient plus une influence aussi puissante pour le produire. Là où le principe de l'épidémie ou de la contagion marque ses victimes, les causes ordinaires doivent paraître, et sont en effet bien secondaires; toutefois il ne faudrait pas pour cela en négliger l'étude, ni cesser de les redouter. Nous l'avons déjà annoncé, le choléra épidémique est loin d'être identique avec celui que nous connaissons; mais il offre tant de symptômes communs, qu'il n'est pas possible que les causes qui peuvent produire une espèce soient sans influence pour amener l'autre. Il nous paraît très-probable, au contraire, que

bien que tout le monde puisse être atteint par l'épidémie, elle frappera plus
certainement les personnes qui se trou-
veront sous l'influence des causes pro-
ductrices que nous avons énumérées ;
nous pensons même que l'action de ces
causes serait encore plus facile, et que
celles que nous n'avons présentées que
comme prédisposantes pourraient bien
devenir déterminantes sous l'influence
du principe épidémique.

Au surplus, avant d'abandonner ce
qui concerne les causes du choléra-
morbus, nous allons faire en quelque
sorte l'application de tout ce qui précède en revenant sur le caractère endémique que cette maladie paraît avoir
revêtu au Bengale, où, comme nous
l'avons dit en commençant, elle se trouve
en permanence, de même que la peste en
Orient, et la fièvre jaune dans certaines
contrées de l'Amérique.

LE CHOLÉRA-MORBUS EST ENDÉMIQUE AU BENGALE. POURRAIT-IL LE DEVENIR EN EUROPE?

On s'accorde généralement à regarder Jessore, ville populeuse placée au centre du Delta du Gange, comme le berceau du choléra-morbus de l'Inde, parce que le gouvernement anglais au Bengale connut pour la première fois l'existence de cette maladie, en apprenant, le 28 août 1817, qu'elle venait d'éclater dans cette ville. Il paraît cependant qu'elle s'était déjà montrée à cette époque dans quelques autres contrées; mais comme c'est à Calcutta qu'elle a été mieux étudiée, nous allons donner une description de cette ville, d'après un témoin de l'épidémie qui l'a vue en 1818, un an après sa naissance.

Calcutta est une très-grande ville de l'Indostan, bâtie depuis un siècle sur le bras occidental du Gange, appelé *Ougly*. Sa population est d'environ huit cent mille habitans, la plus grande partie noire, car on n'y comptait guère alors que douze mille Européens, Anglais, Français, Portugais, et un certain nombre de Chinois.

Cette ville est éloignée de la mer de trente lieues par terre, et de soixante par rivière. Elle est divisée en deux parties ; la première, appelée *Black-Town*, ou ville noire, est fort mal bâtie ; les maisons y sont en bambous et couvertes en paille. Elle est à environ cinq pieds au-dessous du niveau de la rivière, ce qui rend le rez-de-chaussée très-malsain et inhabitable dans la saison des pluies, qui ont lieu principalement dans les mois de juin, juillet et août.

L'autre partie de la ville, appelée *Choringée*, est belle et bien bâtie ; elle offre l'aspect du véritable luxe asiatique, la réunion de tout ce qui peut flatter les sens, de tout ce que l'opulence et la magnificence peuvent offrir aux hommes qui l'habitent. Cependant presque toutes les maisons sont hors de l'alignement, et entre de beaux édifices on aperçoit des cases d'Indiens. Chacun bâtit où il croit avoir plus d'air : effet du caractère anglais, de tout rapporter à soi-même. Calcutta semble édifiée par un peuple d'égoïstes, dont chaque individu paraît ignorer l'existence de son voisin.

Le plateau sur lequel repose cette ville est plat et argileux dans *Choringée;* il est marécageux dans *Black-Town.* Les rues de celle-ci ne sont point pavées; elles sont tortueuses et étroites. Celles de *Choringée*, au contraire, sont très-larges, pavées pour la plupart en briques placées de champ, recouvertes par d'autres cassées en petits morceaux qui sont journellement pulvérisées au moyen de cylindres traînés par des bœufs, ce qui produit beaucoup de poussière. La plupart de ces rues, dans le sens de la longueur de la ville, sont dirigées comme la rivière du sud-sud-ouest au nord-nord-ouest. Elles sont croisées par d'autres rues plus ou moins droites, et dirigées de l'ouest-nord-ouest à l'est-sud-est, ce qui facilite l'entrée aux tourbillons de poussière qu'occasione le vent souvent impétueux du nord-ouest, qui, pendant la croissance de la lune, se fait sentir chaque jour de six heures du soir jusqu'à dix, principalement en février, mars et avril. Le ciel paraît alors tout en feu, le tonnerre gronde, et des torrens de pluie inondent la ville. L'eau obstrue le passage dans plusieurs rues, et pénètre même dans les maisons. A ces orages succèdent toujours un calme parfait, un ciel pur et des chaleurs excessives qui font monter le thermomètre de Réaumur à 48 degrés. Aussi ne faut-il pas s'étonner qu'un contraste aussi subit dans la constitution atmosphérique cause des maladies si violeutes, et qui attaque plus particulièrement les naturels du pays. Enfin, la ville de *Calcutta* est bornée par la rivière dont le flux et reflux suit les phases de la lune. Le reste de ses alentours consiste en de vastes plaines, souvent inondées, et parsemées de superbes maisons de campagne, de beaux jardins, et plus loin des villages d'Indiens et des terres coupées par des rigoles, et cultivées partout en riz.

Toutes les causes de destruction semblent être réunies dans cette ville. L'air qu'on y respire est loin d'être sain naturellement, et il est rendu infect par la putréfaction des cadavres qui séjournent sur les rives du Gange par suite de la superstition des Indiens, qui, regardant ce fleuve comme sacré, y jettent tous les morts qui n'ont pas assez d'argent pour se faire brûler sur ses bords.

Toutefois il est juste de dire que depuis quelque temps, pour prévenir le développement de ces émanations, la police a désigné un certain nombre de petites embarcations pour couler ces cadavres au fond de la rivière, et elle défend expressément, sous peine d'emprisonnement et d'amende, de détruire les crocodiles et les oiseaux carnivores qui dévorent les corps rejetés sur les rives.

Dans la Choringée même, la construction des édifices est fort défectueuse. La plupart ont, au lieu de fenêtres, des persiennes qui n'empêchent pas le vent de pénétrer dans les appartemens, et d'y établir des courans d'air dont il résulte souvent des suppressions subites de transpiration, et par suite des maladies, parmi lesquelles on peut compter le choléra-morbus.

Il faut encore ajouter aux causes d'insalubrité l'eau saumâtre et fangeuse qu'on boit à Calcutta ; elle provient de deux étangs, dont l'un est renfermé dans la ville et l'autre est dehors ; tous deux reçoivent l'eau de la rivière au moyen de pompes. Les indigènes en font leur unique boisson, et en usent sans la corriger par aucun procédé ; les Européens ont soin de la filtrer, ce qui la rend plus potable et moins malfaisante ; mais il existe un usage souvent pernicieux à ceux qui le mettent en pratique, c'est celui de refroidir l'eau au moyen du salpêtre qui y est abondant, ou de gargoulettes ou alcarrazas, et de la boire pure le corps étant en sueur.

Il y a plusieurs castes parmi les indigènes habitant Calcutta, tels que les Brames, les Bengalis, les Parias, les Banians, etc. Les plus considérés, les Brames, sont les prêtres et les docteurs du pays. Ils sont en vénération et soutenus par le gouvernement anglais pour maintenir les autres castes dans l'ignorance et l'abrutissement. Les premières se livrent au commerce, et les autres travaillent dans les chantiers, les magasins, ou fournissent des domestiques et des bayras ou porteurs de palanquins.

Les vêtemens des Indiens sont faits de toile qu'ils arrangent en forme de pagne, et dont une partie leur couvre les épaules. Cette même toile roulée leur sert de turban; ils portent à leurs pieds des espèces de mules, comme dans l'Inde, sous le nom de *babouches*; mais les dernières castes n'ont qu'une mauvaise pagne et marchent nu-pieds.

Les Européens, qui sont habillés en

toiles du pays, portent quelquefois du drap dans la saison des pluies.

Les Indiens sont dans l'usage de se jeter dans le Gange à toute heure du jour, sous prétexte de s'y purifier, ce qui ne contribue pas peu à leur causer le choléra-morbus. Il en est beaucoup aussi qui couchent dehors, soit devant la porte de leurs maîtres, soit sur les places publiques, en s'enveloppant seulement de leur turban. Il y a dans la ville beaucoup de moustiques, dont les habitans se garantissent au moyen de gaze étendue autour des lits, mais que la plupart ne peuvent éviter.

Les indigènes aiment les fleurs, les eaux odorantes, et en général tous les parfums. L'occupation ordinaire des femmes de distinction dans la retraite, car elles ne sortent guère plus que chez les Turcs, est de faire des bouquets, des couronnes, des guirlandes de fleurs dont elles ornent leurs appartemens. On est aussi dans l'usage de s'oindre le corps d'huile de cocos, et dans certaines fêtes de se couvrir de poudre de santal.

La nourriture des indigènes consiste en lait ; sucre, riz, poissons, et ils mêlent avec les derniers mets beaucoup de piment et de cari, qui sont des aromates très-excitans. Ils font un grand usage du tabac et du piper bétel qu'ils broient avec de la chaux et de l'arec pour se nettoyer les dents, ce qui les noircit et rend les gencives très-rouges. La nourriture des Européens se compose de viandes de toutes espèces, de poissons, riz, fruits, vins, liqueurs. Le cari fait aussi l'assaisonnement de leurs mets.

Il est remarquable qu'après le choléra les maladies les plus communes à Calcutta sont, comme lui, des maladies du ventre, celles du foie, la dysenterie, etc. Les affections de poitrine y sont rares.

En mars 1818, dit l'observateur à qui nous empruntons cette description, lors de notre arrivée à Calcutta, le choléra-morbus y sévissait avec la plus grande

violence, et des centaines d'individus
en étaient chaque jour victimes. La chaleur était excessive, et, pendant tout le
mois, il tombait une pluie très-abon-
dante, accompagnée d'éclairs et de coups
de tonnerre continuels; il y avait aussi
de très-fortes bourrasques : les nuits
étaient froides et humides. Au mois
d'avril les orages cessèrent, et il leur
succéda, jusqu'à la fin de juin, une chaleur qui s'éleva jusqu'à cinquante degrés; il n'y eut plus que quelques orages, mais toutes les nuits furent fraîches
et humides.

La maladie moissonnait particulièrement les dernières castes, et par conséquent la classe ouvrière; parmi les Européens, les Français en étaient moins
fréquemment atteints que les Anglais et
les Américains, qui se livraient davantage à leur penchant pour les boissons
alcooliques.

Ce dernier fait nous paraît très-important : il prouve que, même dans le
pays qui réunit les circonstances les plus

favorables à la production du choléra-morbus, telles qu'un sol marécageux, une chaleur très-forte, des refroidissemens subits, des pluies abondantes, des orages violens, l'exposition de beaucoup d'habitans à ces intempéries, et surtout à des émanations putrides et marécageuses ; ce fait prouve, disons-nous, que des causes individuelles peuvent encore ajouter au danger de contracter la maladie. Ces hommes, qui n'en ont été attaqués que parce qu'ils avaient fait un usage abusif des spiritueux, auraient pu vivre long-temps impunément dans le foyer d'infection. Il ne faudrait donc pas croire inutile de bien connaître toutes les causes générales du choléra ; on aura toujours, si on les évite, une grande chance pour se soustraire à la maladie, et nous croyons rendre un véritable service en nous arrêtant aussi long-temps sur ces causes, pour en faire connaître l'importance et les dangers.

Nous pensons avoir fait comprendre pourquoi le choléra-morbus est devenu

3*

épidémique au Bengale ; il le devien-
drait certainement dans toute autre
contrée qui réunirait les mêmes cir-
copstances ; mais il ne faudrait pas en
conclure qu'il pourra rester sous cette
forme dans notre Europe. Nous croyons
que lors même qu'il la parcourrait tout
entière, il ne trouverait pas une seule
contrée pour s'y établir en permanence,
ou y renaître périodiquement. Ce n'est
pas qu'il y manque de pays aussi insa-
lubre sous certains rapports que le
Bengale ; mais, pour qu'une épidémie
qui règne dans un lieu s'établisse dans
un autre, il faut que toutes les circonstances soient semblables, et qu'il
n'en manque aucune, ce qui est impossible. Ainsi, dans une localité le sol sera
humide, marécageux, il y aura des
émanations délétères, des vicissitudes
de température, mais point de fortes
chaleurs ; d'autres fois ce sera les pluies
qui ne viendront point former une humidité malfaisante ; enfin, il pourra suffire
que, malgré toutes les circonstances les

plus favorables à l'endémie , la position géographique soit différente , que le degré du méridien ne soit pas le même. C'est sans doute pour cela que la peste d'Orient, que la fièvre jaune d'Amérique, restent endémiques dans le foyer qui les a créées. On peut, par analogie , prédire que les excursions que fera le choléra-morbus en Europe , ne l'y établiront pas.

LE CHOLÉRA-MORBUS EST-IL ÉPIDÉMIQUE?

Si l'on se rappelle que nous avons cité les deux épidémies de cette maladie dont Sydenham a été témoin en Angleterre en 1769 et 1776, la question paraîtra oiseuse; mais comme le choléra actuel est beaucoup plus intense, et que les personnes qui le croient essentiellement contagieux nient son caractère épidémique, il ne sera pas sans intérêt de fixer nos lecteurs à ce sujet.

Nous avons déjà dit qu'on appelait épidémique les maladies qui frappent un grand nombre de personnes à la fois ; sous ce rapport notre question se trouverait encore décidée par l'affirmative ; mais nous ne voulons point nous prévaloir d'une définition pour établir un fait. Remontons aux causes probables de toute épidémie, et peut-être pourrons-nous y puiser une solution plus complète de la difficulté.

Il serait difficile de trouver ailleurs que dans l'air la source d'une maladie épidémique. Quand, par exemple, après une inondation l'on voit naître beaucoup de fièvres intermittentes, il est évident que des émanations marécageuses, ou des matières végétales et animales décomposées ont vicié l'air ; si, d'un autre côté, dans un hôpital, les fièvres appelées typhus viennent à paraître, on peut être assuré qu'elles sont causées par les miasmes putrides échappés du corps des malades réunis en trop grand nombre, et qui ont infecté l'air. Mais quand ni l'une ni l'autre de ces causes ne peut être soupçonnée, il faut bien supposer que l'air a éprouvé une altération qui, pour être inconnue dans sa cause comme dans sa nature, n'en est pas moins réelle. Cette altération est quelquefois évidente, bien qu'impossible à démontrer par nos instrumens de physique ou de chimie. Par exemple, lorsqu'une épidémie de rhume vient frapper presque tous à la fois les habitans d'une ville, ce n'est pas toujours à un refroidissement de l'atmosphère qu'il faut l'attribuer uniquement, car la plupart des malades auraient pu supporter un froid artificiel plus vif sans en être enrhumés. Un autre exemple vient à l'appui de ce raisonnement. On sait qu'à la fin de la retraite de Moscou, peu de temps après l'arrivée d'une partie de l'armée à Wilna, il y eut un réchauffement subit de l'air, qui fit périr beaucoup d'hommes. Il est très probable que le plus grand nombre de ceux qui ont succombé auraient pu vivre sans danger dans des salles échauffées à un degré plus élevé que celui qui paraît les avoir tués. C'est que le changement de température ne s'est pas opéré sans une modification de l'atmosphère qui est restée inconnue; car, il faut l'avouer, le plus souvent on explique les épidémies parce qu'il faut qu'on explique tout; mais ce qui prouve qu'on est bien peu certain de leurs causes, c'est qu'on les prévoit très-rarement, pour ne pas dire jamais. Un catarrhe vient-il à régner, on s'enquiert du temps qu'il a fait, et l'explication est bientôt donnée; il faut bien que quelque chose ait tort : un effet est produit; nous ne sommes pas gens à le laisser sans cause. Cependant quelquefois on n'en peut trouver. Par exemple, quand la petite vérole devient épidémique, ce ne sont ni des émanations de marais, ni des miasmes sortis des animaux malades, ni un changement de température, qui peuvent l'expliquer, et néanmoins quelque chose l'a produite. On conçoit bien qu'un individu isolé soit pris de la petite vérole, parce qu'en ayant le germe en lui, le développement peut toujours en avoir lieu ; mais lorsque mille individus en sont saisis dans le même moment, sans que la température se soit élevée, force est alors de reconnaître une cause extérieure qui les a frappés tous à la fois ; or, cette cause est une modification de l'air, qui, nous le répétons, pour être inappréciable à nos sens, inexplicable dans son origine, n'en est pas moins réelle, puisqu'elle est démontrée par des effets. Voyons si ces réflexions ne pourraient pas s'appliquer au choléra-morbus.

Nous ne concevons pas qu'il puisse naître autrement que d'une des quatre manières suivantes :

1°, Par une disposition individuelle dont on ne connaît pas la nature, ou une cause agissant directement sur les premières voies ; c'est alors le choléra que nous avons appelé sporadique, et qui arrive ou spontanément ou accidentellement, qui peut être grave, même très-promptement funeste, et n'attaque que quelques individus isolés : c'est le choléra qu'Hippocrate a connu , et que depuis lui tous les médecins ont eu occasion de traiter un plus ou moins grand nombre de fois dans le cours de leur pratique.

2°. Par infection , c'est-à-dire par une disposition mal saine des lieux , comme nous l'avons vu à Calcutta.

3°. Par épidémie quand l'atmosphère éprouve de grandes vicissitudes soit de température soit de composition, par des orages , des pluies , etc. , ou seulement par une modification occulte.

4°. Par contagion.

De ces quatre causes de production du choléra , la première ne doit pas nous arrêter , car elle est commune à toutes les maladies ; la contagion sera l'objet de considérations spéciales ; nous avons à nous occuper des deux autres.

Nous pourrions d'abord poser en principe que , dans toutes les questions relatives à l'*infection* , à l'*épidémie,* et nous dirons même par avance à la *contagion* , le plus sûr moyen d'énoncer des

erreurs ou des raisonnemens susceptibles de réfutations, serait d'affirmer
quelque chose, car dans ces matières
tout est obscurité, incertitude ; le mal
seul est réel, il ne laisse aucun doute.

Ainsi, en remontant à la première
apparition du choléra dans l'Inde, nous
voyons qu'elle est attribuée par les uns
à la corruption de l'air, par les causes
d'infection que nous avons signalées dans
la description de la capitale du Bengale ;
par les autres, à des chaleurs excessives,
des orages violens, des pluies abondantes, enfin à des variations atmo-
sphériques qui produisent ordinairement
les épidémies. Mais on peut répondre
aux premiers qu'on a vu naître le choléra dans des localités tellement saines,
qu'il serait impossible d'y supposer la
possibilité d'aucune cause d'infection.
On peut aussi opposer aux autres que
la maladie s'est développée spontanément sur un grand nombre d'individus
placés dans des lieux où aucune va-
riation dans l'état de l'atmosphère

n'avait été remarquée , et par un froid très-vif. Il faut donc avouer que ces causes ne sont pas absolument nécessaires à sa production. Le plus sage est de s'en tenir strictement à la définition admise de l'épidémie : toute maladie qui attaque à la fois un grand nombre de personnes nous paraît *épidémique* , quelle qu'en puisse être la cause. Cela posé, nous ne nions pas que les circonstances de localité , que l'on est convenu de regarder comme des causes d'infection, ne puissent influer sur l'explosion du choléra ; nous croyons également que les causes météorologiques d'épidémie peuvent y contribuer ; mais comme les premières existaient dans leurs foyers depuis bien des années , que les autres s'y étaient répétées un grand nombre de fois, sans que ni les unes ni les autres , ni les deux réunies, eussent fait naître le choléra-morbus , nous pensons que quelque autre chose y a aidé , et c'est cette chose , complétement inconnue, qui le produit dans les lieux où

l'on ne peut supposer ni infection, ni
ni épidémie, ni contagion. L'on nous
dira sans doute que nous ne faisons
qu'une hypothèse que rien ne soutient.
Voici notre réponse.

Nous voyons tous les jours naître des
maladies qui se produisent sans que l'on
puisse leur assigner une cause. Elles en
ont une cependant, et c'est nécessaire-
ment ou un désordre intérieur survenu
spontanément, ou une influence extérieure.

Dans une maladie qui affecte en même
temps plusieurs personnes, la production spontanée n'est plus admissible,
car il ne peut arriver qu'un grand nombre d'hommes éprouvent tous sans causes
un dérangement d'organes exactement
semblable. Il faut donc qu'elle soit due
à une cause venue du dehors. Souvent
cette cause ne peut s'expliquer ni par la
contagion, ni par la nature des lieux,
ni par les phénomènes connus de l'atmosphère. Cependant elle est réelle,
elle a produit ses effets qui sont le cho-

léra-morbus ; elle s'étend à de grandes distances, puisque la maladie se montre à la fois dans beaucoup de contrées ; elle se déplace aussi, car ses effets destructeurs se montrent successivement dans divers lieux ; et, comme elle n'est arrêtée ni par les plus grands fleuves ni par les plus hautes montagnes, elle ne peut être que dans l'air.

Enfin, l'origine du choléra - morbus nous paraît être une altération des qualités de l'air tout-à-fait inconnue dans sa nature, mais incontestable par ses effets.

Lorsque de l'air ainsi modifié vient à frapper une contrée où se trouve déjà des agens de destruction, ces effets sont prompts et terribles ; il en est de même si son action est exaltée ou seulement favorisée par des variations brusques de température, une chaleur très-forte, des pluies abondantes, une grande réunion d'hommes, et il paraît qu'une fois produite, la maladie peut se renouveler facilement sous l'influence des mêmes causes, ce qui constitue l'*endémie*.

Quand au contraire cette cause, que nous appellerons épidémique, s'attaque à une contrée saine, elle fait peu de ravage, elle dure peu, et il est probable qu'elle ne s'y reproduit pas.

En vain l'on voudrait en nier l'existence, parce que, résidant dans l'atmosphère, elle n'agit pas universellement. Cette objection dénote un oubli de ce que l'expérience démontre à tout moment dans l'histoire des épidémies, savoir, que par une foule de circonstances inappréciables elles sévissent souvent avec violence sur des localités que des dispositions apparentes sembleraient devoir en garantir, tandis qu'elles en épargnent d'autres où tout paraît propre à les propager.

De tout ce qui précède résulte pour nous la conviction que le choléra actuel est épidémique, mais ce n'est pas son seul mode de propagation.

LE CHOLÉRA-MORBUS EST-IL CONTAGIEUX?

La contagion consiste dans la transmission d'une maladie par le contact d'un individu à un autre, ou seulement par l'application du principe de cette maladie sur des individus sains.

Il semblerait, d'après une définition aussi claire, que rien n'est plus facile que de décider si une maladie est contagieuse ou non; c'est cependant une question presque insoluble, et nous allons faire comprendre cette difficulté en expliquant ce qu'on doit entendre par infection et contagion.

Quand des hommes sont réunis et entassés dans des lieux bas, étroits, obscurs et malpropres, ou quand des substances végétales ou animales sont en décomposition, l'air qui reçoit les émanations de ces hommes et de ces choses en est comme empoisonné et agit sur les hommes sains à la manière d'un gaz délétère. Les centres d'où se dégagent ces émanations sont autant de foyers d'infection plus ou moins actifs, suivant que la chaleur est plus forte et qu'ils renferment plus de miasmes. On ne sait à quelle distance ces foyers peuvent agir, mais on croit que les vents peuvent les déplacer. Ce sont ces émanations ou miasmes qui produisent la maladie, et par conséquent cette maladie ne peut attaquer que les hommes qui les reçoivent par une voie quelconque. Mais cette maladie une fois produite, n'a pas toujours en elle-même de principe capable de la reproduire; si le malade qui en est atteint a été porté hors du lieu infecté et vient à la propager, c'est qu'il avait emporté avec lui des émanations capables de la faire naître; il est devenu un petit foyer d'infection, comme un vaisseau en a été souvent un grand foyer flottant. Si un malade sortant d'un lieu infecté pouvait être passé au vinaigre comme une lettre à la frontière, il serait dégagé de tous miasmes et ne communiquerait jamais la maladie. Quand, au contraire, la maladie est contagieuse, le principe du mal sort du corps du malade qui le porte en lui-même.

Nos lecteurs penseront peut-être qu'il n'est pas plus agréable de mourir d'un mal dont le principe sort de la bouche ou de la peau de celui qui en est affecté, que s'il l'avait apporté dans sa poche; mais cette réflexion serait la preuve que notre distinction entre la contagion et l'infection est comprise, et que notre but est atteint. Nous craignons seulement qu'ils n'y voient qu'une dispute de mots; nous aiderons volontiers leur conviction à cet égard, en leur apprenant que des médecins ont proposé de donner le nom commun de *contagion* à ces deux modes de transmission, en appelant la première contagion *vive* ou *organique*, et la seconde contagion *morte* ou *inorganique :* nous confondrons ces deux modes de propagation pour rechercher si le choléra est réellement contagieux.

En se rappelant seulement les principales preuves qu'en cite M. Moreau de Jonnès, il ne paraît pas possible d'en douter.

En 1819, au mois de novembre, la frégate anglaise *la Topaze*, venant de Calcutta, où régnait le choléra, arriva à l'Ile-de-France après avoir perdu de cette maladie, pendant la traversée, plusieurs matelots de son équipage. Le capitaine, homme impérieux et violent, refusa de se soumettre aux règlemens sanitaires, et vint de suite à terre, suivi bientôt des officiers et d'une partie des marins de la frégate. La santé publique était alors parfaite dans la colonie, qui, comme on sait, est la plus salubre des îles tropicales. De temps immémorial on n'y avait éprouvé aucune maladie contagieuse. Aussitôt après les communications de *la Topaze* avec le port, le choléra apparut, et se répandit rapidement dans la ville, foudroyant, pour ainsi dire, ceux qu'il atteignait, dans les rues, sur les quais et au milieu du bazar, où ils tombaient en agonie. Vingt mille habitans succombèrent dans cette irruption. L'autorité considéra d'abord la maladie comme contagieuse ; mais un conseil des médecins de l'île ayant déclaré qu'elle ne l'était point, et qu'elle guérirait bientôt par le traitement qu'ils conseillaient, aucune précaution ne fut prise contre la contagion, et le cinquième de la population périt.

L'Ile-de-Bourbon, située à quarante lieues de l'Isle-de-France, était exposée, par ses communications journalières, à recevoir le germe du choléra. Le gouverneur avait pris les mesures les plus sévères pour prévenir ce malheur ; mais, après deux mois de succès, sa surveillance fut trompée par un débarquement de nègres de traite, introduits furtivement à peu de distance de la ville Saint-Denis, où le choléra parut aussitôt, et fit périr huit esclaves dès son début dans la journée du 14 janvier. Bientôt la maladie se propagea ; mais elle n'atteignit que deux cent cinquante-six personnes, la population ayant été réduite à fortpeu de monde par l'émigration qui eut lieu dès le premier jour de l'irruption, et les dispositions sanitaires du gouverneur n'ayant pas permis à la contagion de s'étendre hors de la ville.

En 1821, le choléra, importé par les communications maritimes dans la ville commerçante et populeuse de Bassora, s'étendit bientôt à Bagdad sur le Tigre, et à Anah sur l'Euphrate, en remontant ces fleuves avec les bateaux chargés de marchandises de l'Inde. La saison froide l'assoupit ; mais, en 1822, dès le commencement du printemps, il traversa avec les caravanes l'espace de deux cents lieues qui le séparaient de la Syrie ; et, passant de vastes déserts entre la Misopotamie et l'Anti-Liban, il envahit successivement toutes les villes où les caravanes séjournèrent.

Le transport du choléra-morbus par des armées en marche est un des faits les moins récusables, et son importation dans la Podolie, la Volhynie, et par suite en Pologne, est de tous les événemens semblables, arrivés depuis 1817, celui qui menace d'être le plus funeste. Lorsqu'au mois de septembre 1830, les provinces orientales du midi de là Russie furent envahies par la maladie, il existait dans les gouvernemens de Koursk et de Krarkof des troupes que l'on mit en mouvement à la fin de l'automne, et qui furent dirigées vers la Vistule. Le choléra se manifesta dans toutes les villes et villages le long de leur ligne de marche, et pénétra en Pologne par Dublin jusqu'à Varsovie, où il éclata le 15 avril, à deux cents lieues de son point de départ ou passage du Dnieper.

On pourrait citer aussi un grand nombre de faits particuliers qui semblent prouver que des individus isolés ont transmis directement la maladie à d'autres individus. La femme d'un soldat est frappée du choléra et meurt; son amie, qui l'avait secourue, est atteinte du même mal, mais elle échappe, tandis que le mari de la défunte tombe malade à midi, et expire le soir. Dans les hôpitaux, les hommes attaqués d'autres maladies prennent bientôt le choléra, surtout ceux couchés près des individus qui en sont infectés. L'on croit en Russie que la maladie a été importée à Moscou par un étudiant qui avait été à Saratof, ville où elle régnait avec violence depuis le mois d'août.

Avant l'apparition de la maladie de l'Ile-de-France, dont nous avons déjà parlé, une dame s'était retirée sur une habitation isolée, et presque entourée de montagnes ; elle s'y croyait en sûreté, lorsqu'un noir, appartenant à un établissement envahi par la maladie, et qui vivait avec une de ses négresses, vint un soir voir cette femme. Presque aussitôt il tomba malade, et mourut dans la nuit. La négresse, qui lui avait donné des soins, succomba le lendemain, après avoir communiqué la maladie à plusieurs esclaves. Alors la dame, craignant pour sa famille, la fit partir pour une habitation située dans l'intérieur de l'île, et se disposait elle-même à partir, lorsqu'elle fut atteinte subitement du choléra, et mourut le second jour.

Tous les faits, et beaucoup d'autres que nous pourrions citer, ne sont pas inconciliables, comme le dit M. Jonnès, avec l'infection et avec l'épidémie, qui peuvent au contraire les expliquer pour la plupart aussi-bien que la contagion. Mais malheureusement on ne peut pas toujours ajouter une foi entière aux exemples que rapportent les partisans exclusifs de la contagion, et ceux qui la rejettent tout-à-fait. Il est si difficile, au milieu des désordres d'une telle maladie, de recueillir avec exactitude les circonstances de son développement, que l'on n'en conserve que des souvenirs confus ; et comme chacun vient ensuite choisir dans ce dédale ce qui est plus favorable à l'opinion qu'il a admise, cela explique comment les histoires d'une même épidémie sont presque toujours si contradictoires, et semblent un arsenal où se trouvent des armes pour tous les partis. Au surplus, nous allons faire voir que la contagion, comme l'épidémie, compte en sa faveur de puissans argumens, ou plutôt que les mêmes preuves peuvent servir à défendre et à combattre les deux systèmes.

Ainsi les épidémistes attribuent le choléra à une altération de l'air qu'ils ne peuvent prouver; mais les contagionistes ne démontrent pas plus l'existence des germes qu'ils disent se transmettre.

Si l'air contenait le principe morbifique, on verrait, disent ces derniers, tous les habitans d'une contrée frappés à la fois, et ils oublient que, quelque puissante que soit une cause de maladie, certaines dispositions individuelles en rendent l'action impossible; mais ils invoquent cette sorte d'invulnérabilité en leur faveur, quand leurs adversaires viennent à contester la contagion par l'exemple des médecins et des infirmiers qui vivent sans danger au milieu des cholériques.

La contagion trouve un puissant argument dans la marche du choléra depuis l'Inde. Il a suivi les caravanes, les armées, les grandes routes, les fleuves et les communications commerciales et militaires, et ce fait donne une forte présomption de l'importation d'un principe contagieux ; cependant il y a loin de là à une démonstration.

On voit, au contraire, qu'il s'est souvent montré sur plusieurs points à la fois, fort éloignés les uns des autres, sans communication entre eux, et laissant intacts beaucoup de lieux intermédiaires.

Si on a vu des pays qui recevoient le choléra d'un lieu infecté, on a vu d'autres pays rester en communication avec le même lieu sans en être atteints.

Souvent les cordons sanitaires ont été franchis par la maladie sans qu'on puisse soupçonner qu'on les eût violés, tandis que, en général, ils paraissent avoir préservé de son invasion.

Quelquefois il a frappé successivement des individus d'une même famille et d'une même maison, à la manière d'une contagion ; tandis qu'il a plus souvent suivi un cours régulier d'invasion dans un lieu, d'accroissement, d'état stationnaire pour le nombre des malades, de déclin et d'extinction, et ne paraît pas avoir duré plus de trois semaines à trois mois dans chaque chaque localité.

On cite un corps de troupes qui, en ayant été atteint à son arrivée dans une station où il n'existait pas, s'en délivra en changeant de résidence.

On a enfin l'exemple de deux corps placés chacun sur une rive opposée, et un seul fut attaqué, bien qu'il y eut entre eux libre communication.

Cependant, dans d'autres cas, ni les rivières, ni les bras de mer, ni les vents, n'ont paru s'opposer à l'extension de la maladie. Elle a été vue sur le littoral comme à deux cents lieues de la mer, sur les hautes montagnes comme dans les plaines ; souvent des maladies observées sur les animaux ont précédé le moment où elle allait éclater.

Les récidives ont été fréquentes dans

certains lieux, et souvent les personnes qui n'éprouvaient pas la maladie accusaient par quelques dérangemens la fâcheuse influence de l'épidémie.

Au milieu de tant de faits si opposés, il est bien difficile de faire ressortir une conclusion générale. Nous nous bornerons aux propositions suivantes :

1°. On est bien certain que le choléra-morbus sporadique ou accidentel n'est jamais contagieux.

2°. On peut croire qu'il en est de même du choléra endémique ; mais comme il n'est pas à craindre de voir cette espèce s'établir en Europe, la question, sous ce rapport, est sans importance pour nous.

3°. Enfin, le choléra épidémique n'est pas non plus essentiellement contagieux, surtout quand il n'atteint qu'un petit nombre de personnes dans une localité ; mais quand il en frappe un grand nombre dans un espace resserré, qu'il sévit dans des circonstances qui peuvent faire craindre qu'il ne s'y joignît un typhus, et principalement quand l'épidémie a déjà duré un certain temps sans diminuer, on doit alors redouter la contagion, et prendre toutes les précautions pour s'en garantir.

LE CHOLÉRA-MORBUS VIENDRA-T-IL EN FRANCE?

Nous n'avons pas la prétention de résoudre complétemeut une semblable question, qui ne peut être l'objet que de conjectures plus ou moins plausibles. Nous ferons toutefois connaître toute notre pensée à ce sujet.

Lorsqu'on remarque que depuis 1817 il a franchi successivement tous les pays qui séparent les rives du Gange de la Russie, et qu'il ne cesse pas de s'avancer vers le Rhin; que, parti du bas Bengale son berceau, il s'est étendu dans la direction du sud jusqu'à l'île Maurice et à l'île Timor, près de la Nouvelle-Hollande; que vers le Levant il s'est manifesté à

Kussuchou, ville russe à l'est de Pékin, et à Pékin même ; que, du côté du nord, il a gagné les frontières de Sibérie et Astracan, jusqu'à Archangel ; qu'au couchant il a attaqué Moscou, Saint-Pétersbourg et toute une ligne qui s'étend de Dantzick à Olmutz ; qu'il s'est établi au cœur de la Pologne, à la suite des armées russes ; enfin, que de là il a gagné la Prusse, Berlin, et que définitivement il est arrivé à Vienne ; lorsqu'on voit que dans sa marche il n'est arrêté par aucun obstacle de montagnes, de mers, de fleuves, de villes, etc. ; que s'il est un peu ralenti par les saisons froides, il n'est pas pour cela interrompu tout-à-fait ; qu'il n'est nullement modifié dans sa forme, après avoir parcouru un aussi énorme trajet ; enfin, qu'il n'a pas été arrêté par les mesures rigoureuses que la Prusse avait mises à exécution pour en prévenir l'importation, c'est plus de motifs qu'il n'en faut pour en redouter l'introduction en France.

D'ailleurs, quelle que soit l'opinion que

l'on adopte sur son mode de propagation, on doit également le craindre. Si
on le juge contagieux, comment croire
que des cordons sanitaires seront assez
exacts pour empêcher qu'il s'introduise
sur une aussi grande étendue de frontière ? Nous concevons bien la séquestration exacte d'une maison, d'un village,
d'une ville même; mais de la France,
nous le croyons impossible, lors même
que le cordon sanitaire pourrait empêcher le passage des animaux, et surtout
des oiseaux, qui suffiraient pour transmettre la contagion.

Si, au contraire, on considère le choléra comme purement épidémique, c'est
admettre que son arrivée est subordon-
née à des circonstances fortuites impos-
sibles à prévoir ni à éviter. Puisqu'il a
bien pu venir jusqu'à Berlin et au delà,
l'atmosphère lui est ouverte s'il doit
atteindre Paris.

Ainsi, dans une hypothèse, son invasion est au-dessus de la puissance de
l'homme; dans l'autre, il est fort à

craindre que toute la prudence humaine ne suffise pas pour l'empêcher.

Dieu protége la France !

Heureusement elle est belle, salubre, en général bien cultivée ; elle renferme peu de terrains humides et malsains, capables de produire des foyers d'infection ; sa température est peu élevée, peu variable ; les orages n'y sont ni forts, comme dans les climats chauds, ni fréquens ; l'air n'y est pas très-humide ni trop chargé de brouillards ; les habitations n'y sont pas insalubres ; les hommes y sont ou bien, ou du moins suffisamment nourris ; la population est industrieuse et assez éclairée pour comprendre et exécuter les mesures sanitaires qui seraient nécessaires ; nous pouvons donc, avec tant d'avantages, moins redouter que d'autres le danger qui nous menace. Jusqu'ici il n'a pas produit de grands ravages en Europe ; il paraît s'éteindre en Russie ; il est probable qu'il fera peu de progrès en Prusse ; il est encore plus probable que l'hiver le tiendra loin de nos frontières, au moins pour cette année ; et, s'il faut le subir l'année prochaine, comptons sur l'état avancé de la civilisation dans notre beau pays pour en prévenir les dangers, en arrêter les progrès, en avancer le terme.

DESCRIPTION DU CHOLÉRA-MORBUS.

Nous avions d'abord fait une histoire particulière du choléra ordinaire avant de décrire celui de l'Inde et de la Russie ; mais il y avait une telle ressemblance entre les deux tableaux, que nous avons cru devoir les réunir en une seule description. Il ne paraît pas y avoir entre l'un et l'autre d'autres différences que celles qui résultent de sa forme épidémique, de sa gravité, de la rapidité de sa marche et de ses dangers.

SIGNES PRÉCURSEURS.

Souvent il n'y en a aucun, surtout dans le choléra-morbus épidémique ; les malades sont subitement frappés, et les premiers symptômes qu'ils ressentent ne laissent point de doute sur l'existence de la maladie ; on en a même vu se réveiller en jetant de grands cris.

D'autres fois il est précédé de lassitudes, d'abattement, de picotemens douloureux des membres, d'engourdissement des doigts, et de sécheresse de la paume des mains et de la plante des pieds ; il y a eu aussi de la salivation ou une sorte de crachement avec des rapports venteux fréquens du gonflement à l'estomac et de légères coliques.

On l'a vu annoncé par des douleurs de tête, des nausées, un sentiment de plénitude douloureux dans l'estomac et d'envies pénibles d'aller à la selle, le hoquet, de la soif, de la chaleur et de la douleur au creux de l'estomac, du bruit dans le ventre, de la fréquence dans le pouls, et quelques crampes dans les jambes.

On cite aussi des cas où les malades avaient éprouvé un trouble inexprimable dans tout le corps, des frissons, un sentiment de terreur.

Enfin elle a été annoncée plusieurs jours à l'avance par des symptômes nerveux comparables à ceux produits par la vapeur du charbon : des vestiges de l'ivresse, de l'inquiétude, de l'insomnie, la pâleur du visage, des palpitations et l'accélération du pouls, en même temps qu'un froid à la poitrine, du dégoût, des douleurs de ventre, de la constipation, etc.

INVASION.

La manière dont le choléra débute n'est pas moins variable que les signes qui quelquefois le précèdent. Lorsque l'invasion est subite, c'est souvent la nuit qu'elle a lieu, de deux à cinq heures du matin, principalement le choléra de l'Inde. Il commence quelquefois par un léger froid des extrémités et de toute la peau, par de légers spasmes, et le plus ordinairement par des vomissemens de matière aqueuse, mêlée d'alimens à moitié digérés, si le malade a mangé depuis peu de temps, et quelquefois de vers. D'autres fois ce n'est qu'un liquide comme de l'eau un peu mousseuse ; mais, à mesure que la maladie avance, ce liquide change de nature, et devient bientôt couleur de lavure de chair, puis bilieux, jaunâtre, verdâtre, couleur de poreau, rouillé, puis noirâtre, et semblable à de la lie de vin, ou acide et corrosif; il est rarement mêlé de sang, si ce n'est par les efforts des vomissemens. Mais toutes ces variations n'ont pas toujours lieu; souvent, après avoir contenu des mucosités, il prend l'aspect d'une eau légèrement troublée par du lait, quelquefois d'une odeur acide toute particulière : il est arrivé que le liquide était rendu sans efforts, sans nausées, et subitement, comme s'il sortait d'un vase.

Les selles ne se font point attendre, et sont en général de même nature que les vomissemens, mais ne contiennent jamais de vers ; quand elles sont âcres, elles produisent des douleurs au fondement. Dans l'état avancé, les évacuations se succèdent avec une rapidité effrayante, et deviennent tellement fréquentes, qu'elles ne donnent plus de relâche : on en a compté cent en peu d'heures, en sorte que le malade en était changé au point de le rendre méconnaissable. La quantité de matière évacuée est, dans ce cas, bien plus considérable que la quantité de boissons avalées, et elle est quelquefois très-forte, bien que le malade ne boive pas.

En même temps que ces évacuations s'établissent, le malade commence à éprouver des douleurs d'estomac, et des tranchées qui dégénèrent promptement en coliques, dont la violence s'accroît à chaque moment. En même temps que les douleurs deviennent atroces, il y a chaleur dévorante de l'estomac et des entrailles ; le ventre est dur, tendu , et en frappant dessus avec la main il rend un son mat. Quelquefois on a vu survenir une constipation opiniâtre à la fin de la maladie.

Une soif incommode dévore le malade, qui désire avec ardeur de l'eau froide et de la glace. On a trouvé parfois la langue très-froide ; le plus souvent elle est humide et peu chargée, ou sèche, rouge, allongée en pointe, contractée, et quelquefois violacée sur les bords et à la pointe.

Aussitôt les vomissemens , le pouls devient petit , serré , souvent inégal et convulsif ; il s'affaiblit , devient presque insensible , et disparaît complétement ; les battemens du cœur sont extrêmement faibles. Le sang que l'on tire ne sort que goutte à goutte de la veine ; il est d'une couleur foncée, épais, et moins chaud que dans l'état de santé. Les urines sont supprimées , c'est-à-dire qu'il ne s'en s'en forme pas, ce qui est différent de la rétention , qui les retient dans la vessie.

L'anxiété et le malaise commencent avec tous ces accidens, mais s'accroissent promptement ; il y a des crampes aux extrémités inférieures , qui sont froides et retirées sur le ventre. Ces crampes commencent aux doigts et aux orteils , et s'étendent plus ou moins rapidement aux bras, aux jambes, jusqu'au ventre, à la poitrine ; le corps se courbe en avant; et on a vu des cas où la contracture était tellement forte, qu'après la mort il était presque impossible d'étendre les membres. Le malade s'agite en tous sens, se couche sur un côté, puis sur l'autre, et de préférence sur la face. Au Bengale, des malades se roulaient à terre et cherchaient à mordre tout ce qu'ils trouvaient à leur portée. Il y a quelquefois douleur dans l'épine du dos, accompagnée d'un sentiment de froid particulier.

L'anxiété est considérable ; la respira-

5*

tion est difficile, entrecoupée de profonds soupirs, et la voix altérée.

La chute des forces est prompte, et se manifesté de bonne heure par des défaillances.

Toute la peau, qui à l'invasion s'était refroidie, devient bientôt d'un froid glacial, et celle des mains et des pieds devient pâle, humide et ridée; la face se couvre d'une sueur froide, ainsi que le cou et la poitrine; les traits sont bientôt tellement changés, que le visage des jeunes gens devient comme celui d'un vieillard; il est pâle, défait, couleur de terre; quelquefois les lèvres, le bout du nez, les oreilles, sont bleuâtres, ainsi que les doigts des mains et des pieds; les yeux sont hagards, ternes, enfoncés dans l'orbite, et couverts d'une sérosité épaisse; le nez devient effilé, les tempes creuses, les pommettes saillantes, les lèvres décolorées, livides, pendantes, les oreilles froides.

Les excrémens, l'haleine, et même la peau, répandent une odeur particulière

désagréable, et, au milieu de tout ce désordre, les facultés intellectuelles ne sont
qu'affaiblies et ne se perdent pas ; le malade répond autant que lui permet un
état aussi douloureux, mais toujours
assez juste.

La respiration devient de plus en plus
courte ; les malades font des mouvemens
continuels des doigts pour tirer les cou-
vertures ou ramasser des petits objets
qu'ils croient voir ; les crampes augmentent ; il survient des mouvemens convulsifs par l'atrocité des douleurs du
ventre ; tout le corps se fléchit fortement
en devant et se ramasse en boule ; il ne
peut plus être avalé aucun liquide, même
le plus doux, ou il est rejeté aussitôt ;
la voix s'éteint et les traits se décompo-
sent tout-à-fait ; le malade s'assoupit,
devient insensible, et meurt.

Très-souvent les derniers symptômes
du choléra-morbus prennent le caractère des maladies que l'on appelle typhus ou fièvres d'hôpitaux, c'est-à-dire
un assemblage de ce qui constitue les

fièvres putrides et malignes ; l'on voit alors du délire, des taches à la peau, etc.

La marche des symptômes n'est pas toujours la même : ce sont le plus souvent les vomissemens qui commencent, puis viennent ensuite les selles et les crampes ; mais d'autres fois cet ordre est renversé, ou tous les accidens arrivent presque en même temps. Quelquefois le corps est devenu tout à coup glacial, et la mort est survenue sans vomissemens et sans évacuations par bas.

Il n'est pas rare de voir dans l'Inde le choléra tuer en une ou deux heures ; il ne s'y prolonge pas ordinairement au delà de vingt-quatre. Ceux qui en reviennent ont souvent éprouvé, aussitôt la cessation des accidens, un besoin de manger qui allait jusqu'à la fureur, et si l'on cédait à leur importunité, la maladie reprenait avec plus de violence. En Europe, la marche du choléra est moins prompte, la mort n'arrive pas ordinairement avant le second jour et même plus tard, jusqu'à cinq, six et même sept jours. Les secours administrés en prolongent la durée ; lors même qu'ils ne sauvent pas le malade, ils diminuent dans bien des cas la violence des symptômes.

Il paraît certain que le choléra de Pologne et de Russie ne diffère pas de celui de l'Inde ; mais, au milieu de tous les symptômes que nous en avons énumérés, ceux qui paraissent être caractéristiques de cette maladie sont les suivans :

Douleurs au creux de l'estomac, anxiétés, vertiges, vomissemens répétés, selles fréquentes ; les matières rendues, d'abord composées de ce que le malade a pris récemment, se montrent bientôt fluides, blanchâtres, crémeuses ; crampes violentes, contractures des extrémités supérieures et inférieures, refroidissement du corps, suppression des urines, la peau des mains et des pieds pâle, humide et ridée, décomposition des traits, affaiblissement et disparition complète du pouls.

SIÉGE ET NATURE DU CHOLÉRA-MORBUS.

Si nous consultons les recherches que les médecins observateurs ont faites sur les corps des malades qui sont morts du choléra, il nous sera aussi difficile d'y découvrir le vrai siége et la nature de cette maladie que nous l'avons été de lui assigner une cause certaine. Tout ce dont on est le plus sûr, c'est que dans la plupart des cas où la marche de la maladie a été rapide et la mort prompte, on n'a trouvé aucune trace matérielle de la mort dans les organes, et ce fait a donné plus de poids à l'opinion de ceux qui pensent que le choléra est une maladie spasmodique et nerveuse.

Au contraire, les médecins qui n'y voient qu'une gastro-entérite, c'est-à-dire une inflammation de la membrane intérieure de l'estomac et des intestins, en ont trouvé la preuve, qu'ils ont généralisée, dans les traces de cette inflammation restées apparentes après la mort des sujets, quand la maladie a eu une certaine durée.

Il en est qui ont constaté un ramollissement de la moelle épinière. On appelle ainsi une prolongation du cerveau qui se trouve logée dans un canal formé dans l'épine du dos.

On a attribué le choléra à une névrose du *nerf grand sympathique* ; on donnera ce nom à une suite de nerfs qui s'étendent depuis le col jusqu'au bas-ventre, et qui donnent la vie et l'action aux organes de la tête, de la poitrine et du ventre. Cette hypothèse peut être vraie, mais on ne l'a appuyée sur aucun changement remarquable dans les différentes parties de ce nerf après la mort.

On a trouvé les gros vaisseaux qui avoisinent le cœur et les poumons gorgés d'un sang noir, et en raison de ces dépositions on a comparé la maladie à une asphyxie.

On a aussi rencontré des changemens dans la forme, l'épaisseur des intestins, des invaginations, sorte d'accident qui consiste dans l'introduction d'une portion d'un intestin dans l'autre ; mais toutes ces altérations ne sont pas constantes, ou plutôt ne se rencontrent qu'accidentellement, et ne peuvent asseoir aucune opinion sur le véritable siége du choléra.

Rien n'est plus variable, dit M. *Double*, que les relations transmises sur les ouvertures de cadavres après cette maladie. Une méditation approfondie d'un très-grand nombre de cas particuliers portent à conclure :

1°. Que les lésions pathologiques observées à la suite de la mort causée par le choléra, dans l'Inde aussi-bien qu'en Russie et en Pologne, sont légères, variables, diverses et même opposées ;

2°. Que dans un système donné d'organes, dans le cerveau et ses dépendances, dans le tube digestif et ses annexes, dans le cœur et les gros vaisseaux qui en partent, ces lésions n'ont point de

siége fixe, encore moins ont-elles un caractère arrêté ;

3°. Que dans un grand nombre de
cas les observateurs les plus scrupuleux
affirment n'avoir trouvé aucune altération appréciable ;

4°. Que dans la plupart aussi, les lé
sions décrites n'offrent aucun caractère
déterminé, et ne sont pas autres que
celles qu'on observe après la mort venue à la suite de quelques maladies ai-
guës, de celles surtout qui se font remarquer par l'effrayante rapidité de leur
marche et par la promptitude de leur
meurtrière terminaison ;

5°. Que plus la maladie était grave,
c'est-à-dire la mort prompte, moins
étaient sensibles les lésions pathologiques
observées après la mort ;

6°. Que l'intensité des lésions variables
trouvées après le choléra a souvent été
en raison directe de la marche de la
maladie ;

7°. Enfin, qu'un fait fréquemment constaté dans l'anatomie pathologique du

choléra de l'Inde a été la matière crémeuse blanche trouvée à la surface de
la membrane muqueuse des intestins.

Au milieu d'une aussi grande diversité
des altérations que le choléra-morbus
laisse après lui dans les organes des hommes qui en sont victimes, comment déterminer la nature de cette maladie,
puisque le siége n'en peut pas toujours
être reconnu ? Il faut donc se borner à
la considération des symptômes ; or,
l'académie de médecine a cru pouvoir
en induire que le choléra consistait en
une altération profonde du système nerveux, et dans une affection catarrhale
particulière de l'estomac et des intestins.
Tantôt c'est le système nerveux qui est
plus malade, tantôt c'est le catarrhe qui
domine. Il domine le plus ordinairement
dans la première période de la maladie,
et les symptômes nerveux dans la seconde ; mais souvent aussi ils se mêlent,
se confondent, et il en résulte que la
maladie est dans ce cas à son plus haut
point d'intensité.

Toutefois l'académie n'a adopté cette opinion qu'après une longue discussion, et seulement à une faible majorité ; ce qui prouve qu'elle est au moins très-contestable. Des médecins soutenaient que c'est une affection seulement catarrhale ; en effet, elle peut paraître telle, quand les évacuations par haut et par bas en sont le symptôme principal, et que la maladie est peu grave. Mais comment croire que le système nerveux n'est pas affecté, quand on voit des malades pris subitement d'un froid glacial, de spasmes violens, de douleurs atroces, et qu'ils meurent sans aucune évacuation ? On a aussi soutenu que le système nerveux n'était affecté que secondairement par suite de l'espèce particulière de catarrhe qui frappait l'estomac et les intestins.

La discussion de toutes ces opinions serait au moins surperflue dans un ouvrage destiné principalement au public ; nous nous bornerons à dire que le choléra-morbus nous paraît être une affection de l'estomac et des intestins, que l'on peut juger inflammatoire ou catarrhale, mais qui nous semble être le résultat de l'action, sur cette partie, d'une cause tout-à-fait inconnue qui agit si violemment, qu'elle y détermine tous les accidens d'un empoisonnement, et étend ses effets au système nerveux sur lequel il agit également à la manière des poisons les plus délétères.

PRONOSTIC DU CHOLÉRA-MORBUS.

On conçoit dès lors toute la gravité que doit avoir une semblable affection ; mais c'est surtout le choléra épidémique dont le danger est le plus grand : il paraît même que dans l'Inde il est plus souvent mortel qu'en Europe, ce qui s'explique par l'influence du climat ; car il est naturel que dans un pays qui en est le berceau, et où agissent constamment les causes qui ont pu le faire naître, son intensité reste bien plus grande que dans les pays où il se trouve porté.

Cela est si vrai, que lorsqu'en Europe on le voit attaquer une armée ou une population agglommérée, malsaine ou affaiblie par quelque cause que ce soit, tels qu'une marche forcée, des fatigues, l'habitation dans des lieux bas et humides, l'encombrement des hommes et des animaux, le défaut d'alimens ou leur mauvaise qualité, le découragement par des malheurs publics, etc., il y est infiniment plus meurtrier que quand il attaque soit des individus ou des familles isolés, soit des villes saines et peu populeuses, où les basses classes, qu'il frappe toujours de préférence, ne sont pas dans un état de misère et de malpropreté.

Au surplus, pour donner une idée des chances de mort de ce mal destructeur, nous allons emprunter le relevé qu'en a fait M. Moreau de Jonnès, d'après des renseignemens sur lesquels on peut compter, bien qu'ils ne soient pas tout-à-fait certains, parce qu'il arrive souvent que, dans les pays affligés par le choléra l'effroi qu'il produit en fait exagérer les résultats fâcheux, ou que les autorités locales en dissimulent une partie pour ne point effrayer les habitans.

Au Bengale on manque de renseignemens même sur la ville de Calcutta, qui est le siége du gouvernement de l'Inde britanique. Il paraît cependant, par ceux qu'on a recueillis sur la première irruption, qu'en 1817, dans les trois mois et demi écoulés jusqu'au 31 décembre, 35,736 habitans de la ville et des faubourgs furent atteints du choléra; il en mourut 2,300, ou 1 sur 15. Mais, par la rapidité de l'attaque, les distances, l'aversion des Indous pour la médecine européenne, et le désir superstitieux d'attendre la fin de la maladie dont ils étaient atteints dans le voisinage de quelque lieu sacré, des milliers d'individus périrent sans demander aucun secours, et conséquemment sans que leurs décès fût constaté. A Calcutta, la proportion des hommes aux femmes fut comme 4 à 1. Sur trois familles, grandes

(95)

ou petites, il y en eut une ou deux dans lesquelles il périt un, deux ou trois individus, et, dans quelques cas, cinq ou six.

A Jessore, où l'on croit que naquit la maladie, 10,000 personnes moururent pendant les deux premiers mois.

Dans le Mymensing, district arrosé par le Bourrampouter, le choléra régna deux ans de suite ; et, d'après les listes de la police, la mortalité s'éleva à 10,714 individus ; les médecins la portaient beaucoup plus haut. En 1817, les dernières classes de la population furent presque les seules attaquées ; mais en 1818 personne ne fut épargné ; un dixième des habitans succomba.

On possède des données précises sur le district de Dacca, situé entre le Gange et le Bourrampouter, vers les embouchures de ces grands fleuves. En seize mois, depuis août 1817 jusqu'en janvier 1819, sur 6,354 malades, il en périt 3,757 ou plus de moitié.

Dans la ville de Sylhet, dont les

rapports sont dignes de confiance, sur 3,316 maisons, contenant environ 18,896 habitans, il y eut, en cinq mois, 10,000 individus atteints du choléra ; il en mourut 1,197, ou un sur onze malades. Dans le district de Nuddea, traversé par la branche du Gange nommée Ougly, une population de 1,300,000 individus perdit, en un an, 16,500 habitans. On compta 25,500 malades, dont les deux tiers moururent. Sur 4,789 qui reçurent des secours, la perte fut seulement de 1,066 ou moins d'un quart.

A Nattore, entre le Gange et le Bourrampouter, la mortalité n'excéda pas un sur cent de la population en dix mois. Mais dans les campagnes le quart des malades succombèrent. Dans le même espace de temps, le choléra tua 15,571 habitans dans le district de Bangulpore. Il n'y eut pas un malade sur cent qui échappa à la mort. La destruction fut moins grande dans d'autres lieux du Bengale. Patna ne perdit en trois mois que 1,539 habitans sur près de 250,000. Caunpore, dont la population est de 80,000 âmes, n'eut que 500 malades, dont 50 seulement furent emportés. _

A Saharunpore, sur 30,000 habitans, la perte ne fut que de 250; mais le choléra y reparut plusieurs fois, ainsi qu'à Agra, qui souffrit cruellement de son retour.

Dans l'armée anglaise, où la maladie fut combattue par toute la puissance de la science médicale, la mortalité, quoique encore considérable, fut moins terrible. La division du centre perdit 230 Européens sur 3,500, et 534 natifs sur environ 8,000. Les décès varièrent selon les temps, et furent tantôt d'un sur 8, et tantôt d'un sur 3 et demi. Dans la divison de Hansi., il n'y eut que 260 cas de choléra, la perte fut d'un sur 5 à 6 malades. Dans la division de gauche, sur 8,500 hommes, 125 furent atteints; il en mourut 49, ou plus d'un tiers. Enfin, dans la division de Nagpore, sur 4,000 hommes, il y eut 13 Européens et 211 Cipayes attaqués du choléra. Six des premiers moururent, et la perte fut d'un sur 7 parmi les natifs.

En considérant l'irruption de 1817 et de 1818, séparément de celles qui la suivirent, les médecins anglais du Bengale ont dit que la mortalité, quoique immense, fut cependant moins grande que la terreur le fit croire généralement.

Ils estiment qu'elle fut proportionnelle à l'étendue et à l'intensité des populations qu'elle frappa. Elle fut plus considérable au commencement et au milieu de chaque irruption que vers la fin.

Quand elle fut combattue par des secours, elle monta rarement au tiers du nombre des malades, et fut bornée fréquemment au cinquième. Lorsque la maladie fut abandonnée à elle-même, il périt, en général, la moitié de ceux qu'elle avait atteint, et même jusqu'aux deux tiers.

Dans l'île de Bombay, habitée par en-

viron 200,000 individus , on constata ,
en l'espace de sept mois , 15,945 cas de
choléra. Ainsi le douzième de la population fut infecté. Il périt 2,432 personnes , ou 1 malade sur 6. Dans l'armée de Madras, les ravages de la maladie
furent ainsi qu'il suit , d'après les documens officiels :

Européens.

Années.	Effectifs.	Infectés.	Morts.
1818	10,652	1,087	232
1819	10,125	564	85
1820	9,416	356	69
1821	9,553	357	39
1822	10,813	774	170
Total en 5 ans.		3,138	595
A ajouter.		526	100
Totaux.		3,664	695

Indigènes.

Années.	Effectifs.	Infectés.	Morts.
1818	58,764	3,314	664
1819	63,782	3,779	734
1820	76,870	3,322	758
1821	82,046	2,527	830
1822	74,707	548	199
Total en 5 ans.		13,590	3,185
A ajouter.		2,340	550
Totaux.		15,830	3,735

Ainsi, parmi les militaires européens, sur un effectif moyen de 10,000 hommes, il y en eut plus de 3,000 attaqués de choléra en l'espace de cinq ans; il en mourut environ 700, ou du quart au cinquième des malades. Parmi les militaires indigènes, au nombre de 71,000, 15,830, ou 1 sur 4 et demie, furent attaqués de la maladie pendant la même période; la perte fut presque du quart des individus infectés. D'après le docteur Conwel, dont les informations ont été recueillies en grande partie dans la présidence de Madras, la mortalité peut être évaluée, pour chaque irruption annuelle du choléra dans la presqu'île de l'Inde, à 20 pour 100 des forces militaires, et à 6 pour 100 de la population; ou, en d'autres termes, elle est pour les troupes de 1 sur 5 individus, et pour les habitans d'environ 1 sur 16. La population des possessions britanniques dans l'Inde s'élevant, d'après les évaluations officielles, à 40 millions, non compris les pays conquis pendant les dernières guerres, cette évaluation, qu'on peut considérer comme un *minimum*, porterait encore la mortalité annuelle produite dans l'Indostan par le choléra à deux millions et demi de personnes. En la réduisant à moitié, attendu quelques intermittences de la maladie, les ravages de ce fléau dans les plus belles contrées de l'Inde, pendant les quatorze dernières années, forment encore une perte de 18 millions d'hommes d'âges et de sexes différens.

Quelle serait donc l'étendue de ses effets meurtriers, si l'on y comprenait ceux qu'il a exercés dans un si grand nombre d'autres régions de l'Asie insulaire ou continentale ?

On n'a que des données vagues et peu nombreuses sur la mortalité qu'ont éprouvée les pays étrangers à la domination européenne.

Le royaume de Siam perdit, en 1820, 40,000 personnes dans la seule ville de Bankok, sa capitale.

Il périt en 1822, dans l'île de Java,

6*

102,000 habitans , dont 17,000 appartenaient à la ville de Batavia.

A Pékin, capitale de la Chine, le peuple ayant épuisé , dans les irruptions de 1822 et 1823, tous les moyens de sépulture qu'exigeait la multitude des morts , il fallut que le trésor impérial y pourvût.

A l'Ile-de-France, en 1819, la perte s'éleva à 7,000 individus , d'après une déclaration officielle, et à 20,000 selon des renseignemens particuliers.

A Lahore, en 1827, 30,000 habitans de la vallée furent enlevés par le choléra. Différentes sources officielles, et notamment les rapports des consuls de France , font connaître quelques détails sur les ravages du choléra dans l'Asie occidentale , et même en Arabie. Lorsqu'au mois de juillet de 1821, la maladie se répandit à Mascate et aux environs, l'iman , qui est le souverain de cette ville , attesta, dans ses relations avec les envoyés anglais, que plus de dix mille de ses sujets avaient succombé

On ignore l'étendue des effets du choléra dans l'île de Bahreim, et jusqu'à quel point il pénétra dans le désert de Nidjed, sur la côte arabique du golfe de Perse; mais à Bassora, près de l'embouchure de l'Euphrate, il fit périr en onze jours plus de 15,000 personnes sur une population de 60,000, et le nombre des morts a été porté au delà de 18,000.

Il ne tarda pas à gagner Bagdad; et, d'après le témoignage du docteur Meunier, quoique sa durée ne fût que d'un mois en cette ville, il enleva le tiers de la population.

Bender-Abouschir, qu'il atteignit en même temps, et par où il s'introduisit en Perse, perdit le sixième de ses habitans. A Schiras, sur 45,000 personnes, 7,000 furent emportées en l'espace de seize à dix-huit jours. A Yerd, la mortalité fut de 4,500 individus sur environ 25,000; mais il faut remarquer qu'à la première apparition de la maladie, une partie de la population de ces villes avait pris la fuite. Cette émigration fut immense à

Tauris, où l'on compta 4,800 décès en vingt-cinq jours.

On ne sait point ce que perdirent les villes d'Ispahan, Cachan, Khoom et Carbin, ni quelle fut la mortalité totale de l'armée persane campée devant Erzéroum ; mais on assure qu'il périt dans une seule journée de marche 2,000 soldats, et il faut croire que les troupes souffrirent considérablement de la maladie, puisque le prince Abbas-Mirza, fils aîné du schah, fut forcé de lever le siége au moment où la place allait se rendre, et que, malgré ses premiers succès, il ne put continuer de tenir la campagne contre les Turcs.

Au printemps de 1823, quand la maladie s'étendit par le Mazandéran sur les rives méridionales de la Caspienne, elle atteignit la ville de Salian, qui appartient à la Russie, et dont la population est de 2,000 âmes ; elle ne fit périr que 30 personnes seulement.

Dans l'automne suivant, parvenue à Astracan, sur la côte occidentale de la même mer, elle atteignit 216 personnes, dont 144 succombèrent. Ces deux termes montrent que, si la mortalité qu'elle produisit s'éleva jusqu'aux deux tiers des malades, du moins sa propagation fut singulièrement limitée. Il en fut ainsi en Arménie en 1822. Dom Bournas, qui était sur les lieux, porte à 350 le nombre des Turcs et des chrétiens qu'elle fit mourir dans son irruption à Erzérum et dans les villages voisins. A Kars, la perte fut bornée à 80 personnes, tandis qu'à Erivan elle fut du cinquième de la population. Il périt au moins un individu par famille.

En passant de la Mésopotamie dans l'Algésira, avec les caravanes de Bagdad, le choléra s'avança vers la Syrie, et marqua sa route par ses ravages ; il atteignit Moussol, sur le cours supérieur du Tigre, au mois de juin 1822, et il y enleva 300 personnes. Merdine, où il fit de grands progrès, fut sa seconde station. Diarbékir, où il parut ensuite, ne perdit que 30 habitans ; il en mourut 400 à

Orfa, et 5oo à Biri, quoique cette ville
n'ait pas le quart de la population de
l'autre. Antab ne souffrit que très-peu ;
mais Alep, où la maladie ne dura pourtant que trois jours dans toute sa violence, vit périr 1,ooo de ses habitans. Des
dix villes de la Syrie qui furent infectées
en 1823, celles du pachalik de Tripoli
sont les seules dont on connaisse la mortalité. La cité de ce nom, qui a 15,ooo habitans, n'eut que cinq cas mortels sur 31
malades. Tortose, dont la population est
de 6oo personnes, eut 123 malades dont
39 succombèrent. A Lataquié, sur 511
malades, on ne compta que 66 décès ; la
population s'élève à 6,ooo âmes. Les villages voisins, qui ont un pareil nombre
d'habitans, perdirent 249 personnes sur
715 atteintes par la maladie. Ainsi, d'a-
près ces nombres, recueillis par M. Guys
avec l'exactitude qui caractérise ses travaux, cette partie de la Syrie, qui est
peuplée de 27,ooo personnes, en eut
1,4oo infectées pendant cette irruption,
et elle en perdit seulement 36o. Il y eut

conséquemment un vingtième des habitans atteints par la maladie, et il périt
plus d'un quart des malades.

Il faut considérer ces données comme
un *minimum* fort au-dessous de la réa-
lité, attendu que la fuite avait dérobé
dans chaque ville, à l'action meurtrière
de la maladie, une multitude de personnes comprises ici dans l'évaluation
de la population, et que, d'un autre
côté, dans ces grandes calamités publiques, une foule de victimes demeurent
ignorées. Ces conjectures sont appuyées
par l'observation particulière des ravages
du choléra en Syrie, dans l'intérieur
de chaque famille. J'ai vu à Lataquié,
dit M. Guys, la maladie pénétrer dans
une maison, en assaillir tous les loca-
taires, et en faire périr 2 sur 5. A
Gesre, à Antioche, la proportion de la
mortalité fut plus grande. A Lataquié
même, d'après le capitaine du port, il
y eut des cas où sur 12 personnes de-
meurant ensemble, il en mourut 6 à 8.

Pendant l'irruption du choléra dans

les provinces de l'empire russe en 1830, la mortalité a été de 31,236 sur 54,367 malades, c'est-à-dire 3 sur 5, et cependant la population de la plupart de ces provinces est maigre et disséminée, car on ne compte que 70 personnes par lieue carrée, dans les gouvernemens de Vologda, Perme et Saratof. Il y en a seulement 5o dans celui d'Orenbourg et 8 dans les provinces d'Astracan et du Caucase. Les pays les mieux peuplés sont les gouvernemens de Kharkof et de Juroslaf, qui ont 5oo habitans par lieue carrée, et ceux de Tambof et de Volhynie qui en ont 35o.

Cette série de faits authentiques sur la mortalité produite par le choléra, produit le résultat suivant :

1°. Dans l'Indostan, le nombre des individus infectés, et la proportion des décès, a varié considérablement, suivant les lieux et selon les irruptions.

2°. Quand la maladie a été abandonnée à elle-même, elle a fait périr généralement la moitié de ceux qu'elle avait atteints , et même jusqu'aux deux tiers.

On assure que , lorsqu'elle est combattue, la mortalité est rarement d'un tiers , et parfois bornée au cinquième du nombre des malades.

3°. La population, prise en masse , a offert les proportions ci-après : 1 individu sur 10 a été attaqué de la maladie, et il en est péri 1 sur 16.

Ce dernier terme élève à deux millions et demi la mortalité annuelle causée dans l'Indostan par le choléra.

4°. Il suppose, en réduisant ce nombre à moitié à cause de quelques intermittences , qu'en quatorze années d'irruption ce fléau a enlevé dans l'Inde au moins dix-huit millions d'habitans.

5°. En Chine, ces désastres semblent avoir été beaucoup plus grands , sans doute à cause de la densité de la population.

6°. En Arabie , la mortalité s'est élevée, dit-on, dans l'enceinte de la ville de Mascate , au tiers de la population.

7°. En Perse, elle a été d'un sixième à Benden-Abouschin, à Schiras et à Yerd, sous l'influence d'une atmosphère sèche et pure, et d'une chaleur de 36 degrés centigrades.

8°. Dans la Mésopotamie, elle a été du quart ou même du tiers du nombre total des habitans dans les villes de Bassora et de Bagdad, qui sont situées sur l'Euphrate et le Tigre, au milieu de terres d'Alluvion, et dans une atmosphère saturée d'humidité.

9°. Elle a monté au cinquième de la population à Erivan, et vraisemblablement à Tauris, sous l'empire d'une température de 28 à 3o degrés ; mais à Erzerum et à Kars, dans les montagnes de l'Arménie, elle a considérablement diminué.

10°. Elle a varié singulièrement dans les villes de la Syrie, sans qu'on puisse en découvrir la cause dans leur gisement ou dans les circonstances temporaires que nous connaissons. Elle ne s'est élevée en général qu'au dixième de la population, mais avec une telle diversité dans sa répartition, que des lieux ont perdu la moitié de leurs habitans, et d'autres, comme Tripoli, 1 seulement sur 3,000.

11°. Cette diversité ne peut être attribuée à l'affaiblissement du principe de la contagion, puisqu'un quart des individus infectés ont succombé dans le pachalick de Tripoli, et qu'à Astracan il en est mort les deux tiers.

12°. Elle semble plutôt dépendre d'une moindre facilité de propagation du germe de la contagion, qui, dans cette partie du Levant, trouve une population moins nombreuse et moins condensée que dans l'Inde, des communications moins multipliées que dans la Mésopotamie et la Perse, et une longue habitude des mesures sanitaires et des remèdes que les Francs opposent à la peste, et qui seuls peuvent restreindre les progrès du choléra et diminuer ses effets meurtriers.

13°. Dans tous ces pays, le nombre des femmes qui succombent à la maladie ne s'élève guère qu'au quart de celui des hommes.

14°. Pendant l'irruption du choléra, en 1830, dans les provinces de l'empire russe, les progrès de la contagion parmi les habitans, et la proportion des morts aux malades, ont différé selon les lieux et les époques. Les régions méridionales sont celles où la maladie s'est étendue davantage et avec le plus de rapidité; et les villes qui n'ont reçu l'infection qu'à la fin de l'automne, n'en ont que très-peu souffert.

15°. A Téflis, les trois quarts des malades ont succombé, et les deux tiers à Astracan et dans la province du Caucase. Il en a péri presque partout la moitié, et seulement un cinquième parmi les peuples nomades et dans les lieux gisant au centre des steppes.

16°. L'irruption la plus longue a duré cent quatorze jours, et les plus courtes une vingtaine. Celles-ci appartiennent à l'arrière-saison, tandis que les plus prolongées ont commencé en été.

17°. Le nombre de malades et de décès le plus considérable a eu lieu dans la province du Caucase; on y a compté plus de 16,000 personnes attaquées par la maladie, et il en est mort environ 10,000.

18°. Les termes numériques officiels que nous avons pu jusqu'à présent recueillir pour la Russie donnent les totaux suivans, qui sont un *minimum* fort au-dessous de la vérité. Du milieu de juin 1830 au 15 novembre suivant, les documens publics constatent qu'il y a eu 54,367 personnes atteintes du choléra, et que sur ce nombre il en est mort 31,236.

19°. En comptant la durée de l'irruption depuis l'invasion opérée par l'importation de la maladie sur le territoire russe jusqu'à son engourdissement par le froid de l'hiver, elle a été de cent cinquante jours ou cinq mois; mais, en calculant son étendue partielle dans chacun des principaux lieux qui ont été ravagés, elle a été de mille soixante-onze jours.

20°. Si l'on divise par ce nombre celui des malades et des décès, on trouve que, pendant une période équivalant à trois années, il y a eu 51 individus atteints chaque vingt-quatre heures, et que sur ces 51 malades il en est mort 30, ou les trois cinquièmes.

21°. Les nombres donnés par les tables officielles sont certainement beaucoup au-dessous de la vérité, attendu que, d'une part, une foule de cas ont échappé aux recherches, et que, de l'autre, on en a dissimulé une multitude par des motifs de nature diverse. On peut croire sans exagération qu'il y a eu, pendant l'irruption du choléra en Russie, au delà de 100,000 individus infectés de la maladie, et que la mortalité a dépassé 60,000 personnes.

22°. D'après cette conjecture, les malades ont formé la quatre cent vingtième partie de la population totale, et les morts la sept centième. Mais la maladie n'ayant parcouru que la moitié des provinces de l'empire, il faut reconnaître qu'elle a attaqué 1 homme sur 210, et qu'elle en a tué 1 sur 350.

En résumé, la mortalité qu'elle a produite a été évaluée par approximation, dans chacune des irruptions que l'on en connaît :

Dans l'Indostan, à un sixième de la population totale ;

En Arabie, au tiers des habitans des villes ;

En Perse, au sixième de cette classe ;

En Mésopotamie, au quart ou au tiers ;

En Arménie, au cinquième ;

En Syrie, au dixième ;

En Russie, au vingtième de la population des provinces infectées.

Mais attendu que dans l'Indostan la maladie a recommencé quatorze fois ses attaques, on ne peut estimer le nombre de ses victimes, dans cette région de l'Asie, à moins de 18 millions d'hommes, et probablement de 1817 jusqu'en 1831, de Pékin, à Varsovie, à Berlin et à Vienne, à deux à trois fois autant.

On ne trouve dans l'histoire, de fléau comparable au choléra-morbus par la durée et l'étendue de ses ravages, que la peste noire, qui, s'il faut en croire quelques historiens, passa d'Asie en Europe au 14ᵉ. siècle. Partie du royaume de Cathay, au nord de la Chine, en 1346, elle entra dans l'Inde; et, parcourant la Turquie d'Asie et d'Europe, elle pénétra en Égypte et une partie de l'Afrique; de là fut transportée en Sicile par des vaisseaux venant du Levant, en 1347, et alla à Pise et à Gênes. En 1348, dans toute l'Italie, à l'exception de Milan; et, franchissant ensuite les Alpes, elle fit des ravages en Savoie, en Bourgogne, dans le Dauphiné et le Languedoc. En 1349, elle porta la terreur en Flandre, puis en Angleterre, en Écosse et en Irlande. En 1350, en Allemagne, en Hongrie, dans le Danemark, dans le nord de l'Europe et dans toute la France. On assure qu'elle fit périr en seize années les quatre cinquièmes des habitans de l'Europe, ce qui est évidemment exagéré.

Mais, pour donner une idée des ravages que le choléra peut causer dans une grande réunion d'hommes, surtout quand il y trouve des circonstances favorables à son développement, et que son intensité est accrue par des causes d'infection, nous allons citer ce qui s'est passé à la Mecque au mois de mai dernier.

C'était l'époque de la réunion des pèlerins venus de toutes les parties de l'empire pour visiter les lieux saints et faire les sacrifices. La mortalité a été très-grande, et, au moment où sont parties les dernières nouvelles le mal continuait ses ravages, et l'on portait à au moins 12,000 le nombre des victimes.

L'invasion de la maladie fut rapide et instantanée ; des individus en état de bonne santé tombaient à terre, vomissaient, devenaient froids, et mouraient sur la place. La première pensée qui se présenta fut que cette maladie était la

7*

peste; mais les ulémas, les cheicks, et même les médecins musulmans, repoussèrent unanimement cette idée, en se rappelant l'article du koran, qui dit que la peste a été pour toujours exilée des saints lieux par le prophète, et qu'elle n'y pourra jamais rentrer.

En recherchant les causes de cette mortalité si imprévue, on était généralement disposé à l'attribuer au manque d'eau. Dans le mois de chawal, de grandes pluies continues, et les torrens qu'elles avaient formés, ayant détruit les conduits qui portaient l'eau à la Mecque, on se trouva privé d'eau douce dans cette ville, encombrée d'une population extraordinaire. Les docteurs de la Mecque assuraient pourtant que cette circonstance n'était pas la cause unique du mal. Le colonel du régiment de garnison avait, à ce qu'il semble, partagé leur avis. Les tambours et la musique militaire cessèrent de se faire entendre. La raison qu'on en donne était que ces instrumens, inventés par les infidèles, avaient troublé trop long-temps par leur bruit importun le repos des saints lieux et violé la maison de Dieu, qui, dans sa colère, avait envoyé, non pas la peste, parce qu'il gardait la promesse donnée par son prophète, mais une maladie dont les ravages n'étaient pas moins grands.

L'importation du choléra-morbus qui règne à la Mecque, n'a pas besoin d'être attribuée à cette cause surnaturelle, si judicieusement indiquée par les docteurs musulmans; il suffit d'observer qu'il y est entré en même temps qu'une foule de pèlerins de la Perse, des Indes, de l'Yemen, et d'autres pays en proie à l'épidémie.

Indépendamment de ces circonstances, qui seraient suffisantes pour faire reconnaître l'origine du mal, les médecins européens, en petit nombre dans l'Hedjaz et à la Mecque, ont observé, dans l'état de la température et dans l'atmosphère, les causes et les conditions du développement de la maladie. Ils les trouvaient dans l'excès de la chaleur, qui s'est constamment maintenue à 31 degrés de Réaumur, dans les grandes pluies qui ont produit une humidité délétère, dans la continuité des vents du sud et du sud-ouest, dans le nombre prodigieux de pèlerins venus cette année de lieux infectés, entassés les uns sur les autres sur un petit espace, dans le mélange des hommes sains avec les malades, dans l'irremédiable habitude de porter les habillemens des personnes mortes d'affections plus que suspectes, dans l'usage d'alimens de mauvaise qualité et de fruits verts ou pouris mangés avec une avidité sans exemple, et enfin dans les fatigues inexprimables auxquelles cette multitude de dévots a dû se soumettre pour remplir le devoir religieux de visiter, malgré l'ardeur d'un soleil brûlant, les lieux saints qui sont situés sur des montagnes arides.

On aura peine à croire en Europe ce qui s'est passé dans une de ces pieuses cérémonies. Un récit succinct, réduit au fait principal, suffira pour en donner l'idée. Pendant les trois jours spécialement consacrés à des actes religieux qui précèdent le courbambairam, tous les pèlerins, tous les habitans du pays, la garnison entière, se rendirent à l'Arafata. Cette foule immense, pressée, amoncelée, y resta les trois jours entiers sans bouger de place. Pendant la troisième journée, elle fut inondée par un déluge d'eau, mais on ne pouvait pas se retirer; il s'agissait de la prière pour la reconnaissance d'Adam et d'Ève après la sortie du paradis terrestre. Le nombre des morts, qui avait déjà été considérable, s'accrut pendant cette terrible journée, et surtout dans le moment où l'eau tombait avec le plus d'abondance, dans une progression effrayante. Tous ces cadavres restaient sans sépulture; ceux qui avaient survécu ne prirent pas le temps de les ensevelir, ayant trop de hâte de se rendre le soir même à Mina, lieu de la grande foire, pour jeter tous ensemble des pierres aux trois grands démons ou esprits malins qui y ont été emprisonnés par le prophète.

Aux scènes désastreuses de l'Arafata, succédèrent des malheurs bien plus grands encore, et l'affreuse mortalité qui s'ensuivit fut proportionnée aux causes qui la produisirent. A la fête de Mina, l'usage est que chaque musulman aisé tue et dépèce un mouton. On assure que trente mille de ces animaux furent égorgés dans la journée. Le sang et les entrailles des victimes, les débris de leur chair, livrés à la putréfaction, les exhalaisons des cadavres de l'Arafata que le vent portait sur Mina, tous ces nouveaux principes de corruption et de mort vinrent porter au dernier degré d'intensité le fléau qui accablait ce malheureux pays. Mina fut bientôt comme un champ de bataille; de minute en minute on voyait des morts tomber dans les rues; une épouvante universelle se manifesta, et tout le monde se mit à fuir, abandonnant les morts et les mourans, et en poussant des hurlemens affreux. A la Mecque, le mal augmenta aussi; à la suite de ces journées de désolation, le nombre des victimes croissait de moment en moment, et l'espace d'une heure ou deux suffit pour voir périr ceux qui n'avaient aucun symptôme de maladie.

Le gouverneur Abdin-Bey, ne voulant pas manquer à ses devoirs religieux dans la grande journée de Mina, s'y était rendu dès la veille, pour faire le sacrifice des moutons, recevoir les visites d'usage, et jeter des pierres aux esprits malins. Il fut attaqué, dans la nuit même, du choléra-morbus, et le lendemain matin il n'existait plus.

Il est donc bien évident que le choléra-morbus est une maladie aussi dangereuse qu'aucune des pestes dont on nous a conservé l'histoire; mais c'est surtout quand on l'a abandonné à luimême qu'il est plus funeste, ou quand il est combattu par une des méthodes perturbatrices que les médecins de l'Inde, et même les médecins anglais, lui ont opposées. C'est peut-être au traitement plus approprié à sa nature qu'il faut attribuer en partie sa moindre gravité en Europe.

Au surplus, les chances de salut sont d'autant plus grandes, que les secours sont administrés plus tôt, car, lorsque la maladie est parvenue à la période où les symptômes sont dans toute leur force, il est rare que les moyens les mieux dirigés et les plus sages soient encore capables de la combattre avec succès. Mais, quand elle doit céder, on s'en aperçoit bientôt, et le danger cesse presque aussi promptement qu'on l'avait vu naître. Les évacuations diminuent, ainsi que les douleurs; en même temps le pouls, tout en restant fréquent, reprend un peu de force; la soif se modère, et s'il s'établit une assez forte transpiration, avec une légère chaleur à la peau, et que le sommeil survienne, on peut compter sur la guérison.

On a remarqué dans l'Inde que quand les évacuations sont tout-à-fait aqueuses, le danger est plus grand, tandis que la guérison est presque assurée si elles sont bilieuses. Généralement, on regarde l'apparence de la bile dans les matières rendues par haut et par bas, comme un bon signe.

On a remarqué aussi qu'il a été plus funeste aux vieillards, aux adolescens et aux enfans qu'il a frappés, et chez les personnes affaiblies par des maladies antérieures, des privations, des fatigues excessives, le découragement, la misère des habitations insalubres, un mauvais régime, etc.

Une odeur particulière, putride et nauséabonde que laisse exhaler le malade, est un très-mauvais signe ; il en est de même des angoisses violentes et des mouvemens convulsifs, du hoquet, du froid glacial avec ardeur, chaleur brûlante à l'intérieur, des défaillances, de l'altération profonde et subite des traits.

Le pronostic du choléra accidentel est beaucoup moins fâcheux, parce que, comme nous l'avons dit, la maladie a beaucoup moins d'intensité. C'est pourquoi un auteur célèbre en médecine, Stoll, regardait celui qui est léger comme un préservatif de la plupart des maladies d'été, et comme produisant l'effet d'un médicament à la fois vomitif et purgatif, administré par la nature. Galien avait dit, long-temps avant, que le choléra-morbus débarrasse souvent le corps des impuretés qui le remplissent. Malgré des autorités aussi imposantes, nous ne féliciterions personne d'avoir cette maladie; mais, dans les circonstances où nous nous trouvons, au milieu de l'effroi général qu'inspire le choléra épidémique, il doit paraître rassurant de savoir qu'il en est une espèce qui produit rarement des effets funestes.

Quant au choléra épidémique ceux qu'il attaque les premiers dans une localité périssent presque tous. C'est que la maladie agit avec plus de violence sur les tempéramens qui ont plus d'aptitude à la contracter.

DES MALADIES QUI PEUVENT SIMULER LE CHOLÉRA-MORBUS.

Nous avons cité précédemment, parmi les causes du choléra, des fruits et d'autres alimens qui, par leur mauvaise qualité, par l'excès que l'on en faisait, ou seulement par la disposition des organes, déterminaient une attaque de cette maladie. Il faudrait donc, si on le voyait naître accidentellement, commencer, avant de s'en effrayer comme d'une irruption de choléra épidémique, examiner quelle en peut être la cause, et dans le cas où ce serait une des circonstances que je viens de rappeler, ou une autre analogue, il y aurait une forte présomption qu'il ne s'agirait que du choléra ordinaire. Il pourrait même arriver que les accidens ne fussent dans ce cas qu'une simple indigestion, maladie la plus commune de toutes celles qui peuvent simuler le choléra-morbus.

INDIGESTIONS.

Rien en effet n'y ressemble plus que
les accidens qui surviennent lors d'une
violente indigestion. C'est d'abord un
grand malaise, une disposition à s'éva-
nouir, des éblouissemens, un sentiment
de pesanteur à l'estomac et des nausées,
non-seulement du frisson, mais un grand
froid dans le dos et les membres, la
face pâle avec une altération dans les
traits, le pouls petit et serré, des rapports désagréables, un grand découragement, de la faiblesse, des maux d'estomac très-violens, des coliques, des
vomissemens très-forts et répétés, de matières alimentaires, il est vrai, mais souvent très-liquides, enfin des selles abondantes avec tranchées, provenant du
passage dans les intestins d'une partie
des alimens. Dans ce cas, l'action vicieuse
de l'estomac les a décomposés sans leur
faire subir les changemens qui consti-
tuent une bonne digestion ; ils devien-

nent ainsi une sorte de poison capable d'irriter les intestins, et de produire des coliques et des évacuations souvent fort-abondantes.

On conçoit ce que cet ensemble de symptômes doit avoir d'effrayant pour des esprits prévenus, et combien il serait facile d'y voir une irruption du choléra-morbus. Mais si l'on remonte à la cause, on trouve le plus souvent qu'il a été fait précédemment un repas trop copieux, ou qu'il a été mangé des alimens indigestes, ou enfin qu'une affectation morale, ou toute autre cause, a troublé la digestion ; mais, ce qui surtout pourra bientôt rassurer, ce sera de remarquer que les vomissemens soulagent, tandis que dans le choléra on voit les accidens s'accroître et se multiplier à mesure que les évacuations se répètent.

EMPOISONNEMENS.

Pour donner une idée exacte du choléra-morbus, il suffirait de faire une
peinture fidèle des accidens qui suivent
l'usage des champignons vénéneux. C'est
d'abord un malaise général, un sentiment pénible au creux de l'estomac, et
bientôt une agitation violente, un trouble de toutes les fonctions, des convulsions continues, ou qui ne cessent que
pour recommencer; des espèces de
crampes dans tous les membres, des
sueurs en même temps qu'un sentiment
de froid sur toute la peau, et principalement aux membres, des nausées, le
hoquet, une soif ardente, des vomissemens répétés, des évacuations abondantes par le bas, avec tranchées et
coliques déchirantes, tandis que les
vomissemens, qui ne soulagent pas, sont
accompagnés de douleurs aigues de
l'estomac ; enfin anxiété, respiration
pénible, pouls petit et très-fréquent.

Bientôt les douleurs cessent, au moins en partie, la face est altérée profondément, le pouls s'affaiblit et devient intermittent, la respiration s'embarrasse davantage ; il y a des défaillances, de l'assoupissement, une sueur froide, et la mort arrive souvent en peu d'heures.

Certes, lorsqu'on a vu un pareil tableau doit-on s'étonner que des médecins d'un grand mérite aient adopté l'opinion, que le choléra - morbus était un véritable empoisonnement, dans lequel la cause inconnue qui le produit agissait sur l'estomac et les intestins de la même manière qu'un poison âcre et irritant.

Il était donc bien important de faire connoître cette sorte d'empoisonnement, car il faut avant tout que le public connaisse les maladies qui peuvent simuler celle qu'il redoute, afin qu'il ne s'abandonne pas à la crainte aussitôt qu'on lui signale des accidens qui n'en ont que l'apparence.

Au surplus, dans l'empoisonnement par les champignons on peut, le plus ordinairement, reconnaître les traces de cette substance dans les matières vomies, et il suffit par conséquent d'un peu d'attention pour découvrir la vraie cause d'aussi graves désordres ; mais il n'en est pas de même lorsqu'il s'agit de poisons végétaux très-âcres, ou de substances vénéneuses minérales, comme le vert-de-gris , le sublimé, etc. , dont il suffit de doses si petites pour produire l'empoisonnement, qu'il est très-difficile d'en trouver des traces , bien qu'ils produisent des accidens comparables, pour leur violence et leur promptitude , à ceux qui se remarquent dans le choléra épidémique , tels que des nausées et des vomissemens qui prennent subitement , avec des coliques violentes et des crampes à l'estomac, des angoisses , de l'anxiété, des étouffemens , des mouvemens convulsifs, l'altération des traits et la pâleur du visage, une grande chaleur intérieure avec un froid glacial de la peau, etc.

Tous ces symptômes sont tellement

ressemblans à ceux qui font reconnaître
le choléra - morbus, qu'ils peuvent en
faire craindre l'existence, surtout quand
ils ont une issue promptement funeste,
comme il arrive assez souvent. Mais il y
a cependant des circonstances qui doivent éclaircir la difficulté : d'abord,
l'empoisonnement est souvent avoué par
celui qui l'éprouve ; s'il est victime d'une
tentative criminelle, il met ordinairement sur la voie de la vérité par les explications qu'il donne ; il ressent d'ailleurs ordinairement dans la bouche un
goût métallique et un sentiment de brûlure dans la gorge ; enfin, on a quelquefois des restes de la substance véné-
neuse.

VOMISSEMENS.

Il y a des personnes nerveuses qui
éprouvent, sans cause connue, des vomissemens tellement répétés, qu'ils peuvent
aussi donner des inquiétudes ; mais ils
ne sont pas ordinairement accompagnés

de douleurs fortes, ni d'évacuations par le bas, et ils cèdent aux médicamens calmans et anti-spasmodiques.

Il survient aussi des vomissemens longs et opiniâtres à des personnes qui, ayant une irritation habituelle de l'estomac, ont, par un écart de régime, ou l'usage inconsidéré d'un vomitif ou d'un purgatif, déterminé une véritable inflammation de cet organe; mais, dans ce cas, les vomissemens sont bilieux, d'une couleur ordinairement verte, et, s'il y a beaucoup de malaise, il n'y a pas de grandes douleurs, et les accidens ne sont pas assez fâcheux pour faire croire à l'existence du choléra.

GASTRITE OU INFLAMATION DE L'ESTOMAC.

Les mêmes réflexions peuvent s'appliquer à la gastrite. Dans une attaque subite de cette maladie, après des nausées, des frissons, une douleur vive de l'estomac, avec un sentiment pénible de constriction intérieure et de chaleur, et le désir de boissons froides, on voit naître des vomissemens qui ne sont pas suivis de soulagement ; le pouls est petit, serré, et, quand la maladie est très-aiguë, tous les symptômes qui caractérisent le choléra peuvent terminer la vie assez promptement : il y a quelquefois des selles abondantes, quelques coliques, un froid assez vif de la peau, et des membres surtout ; les urines sont presque supprimées ; il y a beaucoup d'angoisses et d'agitation. Mais toute cette réunion de symptômes est très-rare ; le plus ordinairement, avant les vomissemens, il y a une fièvre assez forte, ce qui manque toujours dans le choléra-morbus ; les matières vomies sont bilieuses et en petite quantité, ou ne contiennent que les boissons ; enfin les évacuations par le bas sont assez rares, et souvent il y a constipation. La gastrite qui n'est pas causée par un poison est rarement mortelle, et sa durée est toujours de plus d'une semaine. Il faudrait donc une grande inattention pour confondre cette maladie avec le choléra.

COLIQUE BILIEUSE.

Il serait d'autant plus aisé de prendre cette colique pour une attaque de choléra-morbus, qu'elle survient à la suite des fortes chaleurs de l'été, et qu'elle est produite par des causes à peu près semblables. Ce sont des intempérances dans le régime, des alimens malsains, des exercices forcés, des refroidissemens subits, la fraîcheur des nuits, surtout dans le voisinage des marais, des étangs, des eaux stagnantes, des veilles excessives, la débauche, etc. Ses symptômes sont une douleur très-forte au-dessus du nombril, et un peu à droite, un sentiment de tortion dans les intestins, la tention du ventre, une grande chaleur intérieure, de la soif, des nausées, quelquefois des vomissemens, et plus souvent des selles rendues avec douleur, etc. Mais ce qui fera toujours distinguer la colique bilieuse du choléra, c'est que les matières rendues sont bilieuses, et que leur sortie soulage constamment ; que dans le choléra le ventre est généralement sensible, et que les spasmes y sont très-forts, tandis que dans la colique bilieuse on n'en remarque point ; enfin, il est rare que cette dernière soit dangereuse.

PERFORATIONS DE L'ESTOMAC.

Cette maladie est heureusement peu commune ; mais, comme elle prend la forme du choléra morbus, il suffit qu'elle se manifeste quelquefois pour que nous les mentionnions ici. Elle est toujours causée par une ulcération des membranes de l'estomac, qui s'opère lentement à l'insu du malade. Lorsque la destruction arrive à la dernière couche de cet organe, il se fait un trou qui répand dans le ventre les matières contenues dans l'estomac, et de ce moment il y a des douleurs violentes au creux de l'estomac, des vomissemens très-répétés, des sueurs froides, des défaillances, des coliques violentes ; le malade se tord dans tous les sens, éprouve une anxiété, un malaise indéfinissable ; le pouls est faible, petit et fréquent ; l'abattement est extrême ; il y a une grande altération dans les traits, de la pâleur, et la mort, qui peut être prompte, ne se fait pas attendre plus de trois à quatre jours. Dans ce cas, les matières vomies sont des alimens seulement, ou les boissons que l'on avait avalées, il y a constipation ; et quand beaucoup d'autres signes du choléra ne manqueraient pas, l'ouverture du cadavre, qui ferait trouver un épanchement de matière alimentaire dans la cavité du ventre, ne laisserait pas de doute sur la nature de cet accident.

INFLAMMATION DU VENTRE OU PÉRITONITE.

Cette maladie, toujours fort grave et souvent mortelle en peu de jours, pourrait être confondue avec le choléra.

Elle s'annonce par un frisson général avec malaise, tremblement, engourdissement des membres, sentiment de resserrement à l'estomac.

Le ventre devient si douloureux, qu'il ne peut supporter la moindre pression, et que le malade jette des cris aigus, il reste couché sur le dos, et ne peut exécuter aucun mouvement; le ventre se gonfle, et il survient des hoquets, des vomissemens avec anxiété et douleur, et quelquefois des selles abondantes. Le pouls est dur, petit, concentré et très-fréquent; la respiration est difficile, parce que chaque mouvement de la poitrine augmente les douleurs du ventre. La face est pâle, couverte de sueur froide; la figure *grippée*, c'est-à-dire que tous les traits en sont remontés vers le front ; elle est souvent décomposée, livide, ou très-animée. Il y a quelquefois des mouvemens convulsifs et du délire. D'autres fois, les facultés intellectuelles se conservent jusqu'au dernier moment. A la fin, viennent de la stupeur, le froid des extrémités et la mort.

Les signes distinctifs sont encore ici l'état de fièvre, ordinairement le défaut d'évacuation par bas, la qualité moindre des vomissemens, et surtout le gonflement du ventre, qui ne se rencontre pas dans le choléra-morbus ; enfin, il n'y a pas de douleurs fortes à l'estomac.

ILÉUS, PASSION ILIAQUE, VOLVULUS.

Cette maladie, que le vulgaire appelle colique de *miserere*, consiste dans des mouvemens convulsifs des intestins, en sens contraire à l'ordre naturel, et qui font rejeter par la bouche toutes les matières qu'ils contiennent. On l'attribue à une irritation très-forte, ou à un tortillement, un étranglement de ces mêmes intestins, à l'introduction d'une de leur portion dans l'autre. Sydenham dit l'avoir vu régner épidémiquement au commencement des fièvres dans les années 1661 à 1664, et comme cette maladie a quelques rapports avec le choléra, on conçoit combien, si une pareille épidémie se reproduisait, elle pourrait donner d'inquiétude.

L'invasion en est presque toujours subite, ou, après quelques nausées et un sentiment de pesanteur sur un point du ventre, le malade ressent une douleur violente autour du nombril et dans un côté du ventre. La souffrance est horrible, l'anxiété extrême ; le malade se tortille, se courbe en avant, se roule, et appelle la mort Il y a soif vive et salivation. Il vient beaucoup de vents, des nausées, et les vomissemens commencent. Ce sont d'abord des matières muqueuses, alimentaires et bilieuses ; bientôt les lavemens sont rendus par la bouche ainsi que les matières stercorales.

Ces vomissemens sont continuels et ne soulagent pas les malades, dont le ventre est dur, gonflé, douloureux, et des portions d'intestins sont tendus comme une corde. Il y a constipation; il s'allume une fièvre très-forte; mais le pouls reste petit, faible, fréquent, irrégulier; la respiration est difficile, la faiblesse extrême, l'urine rare, la peau sèche ou couverte d'une sueur froide sur plusieurs points de son 'étendue. Il n'y a point de sommeil; le hoquet, les convulsions, le délire, des défaillances, et la mort arrive en quelques jours, mais souvent en quelques semaines.

Malgré toute la ressemblance avec le choléra que la violence de ces accidens donne à la maladie dont il s'agit, il sera toujours aisé de l'en distinguer par la douleur fixe dans un point du ventre, la présence des matières stercorales dans les matières rendues par les vomissemens et la constipation opiniâtre.

HERNIE ÉTRANGLÉE.

Une hernie ou descente consiste dans la sortie d'une portion d'intestins à travers une des ouvertures naturelles du ventre. Quand la hernie est *étranglée*, il y a resserrement tel de la portion d'intestin sortie, que le passage des matières ne peut plus s'y faire ; elle s'arrête à ce point, s'accumule au-dessus, et il en résulte de l'inflammation qui s'étend plus ou moins loin, et les accidens suivans qui, ayant des causes analogues à l'iléus, n'en diffèrent pas beaucoup.

Ce sont, après la gêne et la douleur qui règnent depuis le point étranglé du nombril et du reste du ventre, des nausées, des vomissemens de matières alimentaires, puis bilieuses, glaireuses, d'odeur fécale, et enfin de toutes les boissons sans exception. Le ventre est tendu et douloureux, le hoquet survient, le pouls est petit, dur et vif ; le visage s'altère, la gangrène se forme dans la partie étranglée, et la mort arrive quelquefois en un jour. Ici encore il n'y a pas de selles, les vomissemens ne ressemblent nullement à ceux du choléra, et il y a une forte fièvre.

DYSENTERIE.

Il suffit que cette maladie puisse se produire par des causes qui amènent le choléra, comme les chaleurs fortes, les fruits en excès, les mauvais alimens, l'impression de l'humidité, etc., et qu'elle règne quelquefois épidémiquement dans les grands rassemblemens d'hommes, qu'elle puisse se transmettre dans ce cas par contagion, et avoir un résultat funeste, pour que nous dussions y consacrer quelques lignes.

Quand cette maladie est forte, les douleurs du ventre, d'abord vagues et légères, deviennent bientôt très-violentes, et les envies d'aller à la selle se déclarent. Le malade ne rend que des matières liquides mêlées de mucosités, ensuite un mucus filant, blanchâtre, enfin une sérosité rougeâtre s'y mêle, et de ce moment toutes les évacuations sont liquides, contiennent beaucoup de sang et point de matières stercorales. Elles sont si fréquentes, qu'on en a compté jusqu'à deux cents dans les vingt-quatre heures. Dès le début les forces se perdent, la figure s'altère, l'amaigrissement est rapide; la peau est sèche, rude, terreuse, et si rien n'arrête la maladie, la face devient cadavéreuse, le ventre se gonfle, les douleurs cessent, les extrémités se refroidissent, et le malade meurt.

Dans les maladies que nous avions citées jusqu'ici, la principale différence avec le choléra consistait dans le défaut des évacuations par bas; dans la dysentérie, au contraire, ce sont les vomissemens qui manquent; d'ailleurs la qualité des matières rendues, qui sont toujours sanguinolentes, ne laisserait pas de doute sur sa nature.

Nous n'étendrions pas davantage cette

comparaison ; mais nous ne saurions trop inviter à approfondir les histoires d'attaque de choléra, que l'on rapporte chaque jour, soit dans les journaux, soit dans la conversation. En remontant à la source des observations citées, que le malade soit mort ou ait survécu, on apprendra que le prétendu choléra-morbus n'était réellement qu'une des maladies que nous venons de signaler, ou quelque autre encore moins ressemblante ; ou si, en effet, l'affection était cholérique, il faudrait croire qu'il ne s'agirait que du choléra-morbus ordinaire, qui n'est pas très-rare, mais qui est peu dangereux, et ne paraît pas avoir jamais été épidémique en France, et encore moins contagieux.

TRAITEMENT DU CHOLÉRA-MORBUS.

Il n'est pas de maladie sur les signes de laquelle les médecins soient plus généralement d'accord ; il n'en est point non plus où la diversité d'opinion soit plus grande relativement au traitement. Ce défaut d'accord remonte très-loin, car on voit, en étudiant l'histoire de cette maladie, que de deux médecins anciens également célèbres, Celse et Cœlius Aurelianus, le premier recommande l'eau chaude, tandis que le second conseille l'eau froide.

Hippocrate avait établi son traitement sur deux indications : la première, de délayer les matières putrides et crues qui causaient les accidens, pour cela il donnait des boissons abondantes ; la seconde, de les expulser au moyen des purgatifs.

Sydenham signala le danger des purgatifs dans cette maladie évidemment due à une irritation nerveuse des premières voies. Elle ne pourrait qu'être exaltée par l'action excitante de ces médicamens qui produiraient le plus grand mal en augmentant les évacuations déjà si fatigantes et si dangereuses. Il n'est pas probable que la crainte manifestée par Sydenham de les voir arrêter trop tôt soit fondée, à moins qu'il ne s'agisse d'un choléra causé par une indigestion dans le cas où les évacuations cesseraient avant que tous les alimens fussent rendus. C'est probablement dans une circonstance semblable que Tissot dit avoir été obligé de rappeler les selles par un purgatif. Quant aux vomitifs, il ne paraît pas possible qu'il se trouve dans le choléra-morbus même le plus léger de dispositions qui puissent justifier leur emploi, car, lors même qu'il serait dû à la présence d'un poison corrosif, il ne faudrait pas donner d'autre vomitif qu'une grande abondance d'eau tiède.

On peut déjà sentir, par ce petit nombre d'exemples, combien est grande la diversité des remèdes conseillés pour combattre le choléra-morbus. Nous pourrions encore citer *Alexandre de Tralles*, médecin célèbre du sixième siècle, qui pose en principe que dans le choléra il faut corroborer l'estomac et le recréer par des substances qui lui soient amies, et pour cela il conseille de faire avaler du pain

trempé dans du bon vin vieux, et d'appliquer sur le creux de l'estomac un cataplasme fait avec du vin, des feuilles
d'absinthe et d'autres aromates.

Lorsque Sydenham, avec la sagacité
qui le caractérise, eut tracé un traitement plus méthodique, plus raisonna-
ble, et en eut fait une heureuse application à deux épidémies, on peut dire
que dès lors la curation du choléra fut
assurée dans la plupart des cas ; car, lors
même que la guérison n'était pas obte-
nue par la méthode de ce praticien distingué, du moins on peut croire que rien
dans les moyens qu'il conseillait n'était
capable de nuire. Il est très-probable
que si dans l'Inde on n'eût employé
que ce traitement, tout insuffisant qu'il
aurait été dans quelques cas, on eût fait
bien moins de victimes que par les méthodes empiriques et incendiaires auxquelles on a eu recours. Voici, au surplus, la méthode de Sydenham.

Il faisait préparer un bouillon léger
avec un poulet cuit dans neuf pintes

d'eau ; il le donnait tiède à chaque instant par demi-verres ; il administrait en même temps plusieurs demi-lavemens avec ce bouillon. Son but était, en favorisant les vomissemens, d'en calmer la violence ; mais, après quelques heures, il administrait quinze à seize gouttes de laudanum liquide dans quelques cuillerées d'eau de cannelle ; ce qu'il répétait en diminuant la dose à mesure que les accidens cessaient. Lorsqu'il était appelé après que les évacuations avaient assez duré pour épuiser le malade, il donnait sans retard le laudanum à la dose de vingt-cinq à trente gouttes dans de l'eau de cannelle plus forte, et réitérait cette dose autant qu'il était besoin. Enfin, quand les spasmes étaient violens dès le début, il donnait immédiatement le laudanum.

Si, depuis Sydenham, il a été publié quelques travaux importans sur le choléra, et dont les auteurs méritent de la confiance, il n'en est aucun qui se soit écarté, pour le fond, de la méthode de traitement de ce médecin. L'opium, sous toutes les formes, a été prescrit comme le remède indispensable, et comme on l'a dit et répété l'*ancre de salut*, le remède divin. Les uns ont associé le laudanum à l'eau de menthe ; d'autres donnaient l'extrait d'opium à la dose d'un grain ou deux en pilules, avec une goutte ou deux d'huile de menthe, en même temps qu'il faisait appliquer sur le creux de l'estomac un mélange de vin chaud, d'opium, de camphre et d'épices. Il en est qui associaient l'opium au quinquina pour fortifier et calmer à la fois, lorsque les accidens commençaient à diminuer. Un accoucheur célèbre, Alphonse Leroy, d'un esprit assez bizarre, et qui avait observé le choléra sporadique dans les pays chauds, le combattait d'une manière différente tout en prenant l'opium pour base de son traitement. Il avait en vue d'arrêter le plus promptement possible les vomissemens, et, pour y parvenir, il ne laissait prendre aucune boisson au malade, qui pouvait seulement se rincer la bouche avec de l'eau fraîche sans en avaler une seule goutte. Il faisait prendre tous les quarts d'heure une pilule d'un tiers de grain d'extrait d'opium préparé avec l'éther, pour qu'étant privé de toutes les parties résineuses, il fût plus calmant. Il disait avoir obtenu des succès constans de ces moyens ; mais peu de praticiens ont essayé ce traitement, dont on ne paraît pas s'être souvenu pour l'appliquer au choléra épidémique.

D'autres médecins de la faculté de Paris ont conseillé l'eau froide acidulée par la groseille ou un autre acide doux ; ils faisaient prendre cette boisson par petites doses souvent répétées. On a conseillé aussi des fomentations émollientes et calmantes sur le ventre et l'estomac ; lorsque la chose est possible, des bains tièdes prolongés et pour dernière ressource, un vésicatoire sur le creux de l'estomac ; enfin, des sangsues sur le même lieu, des sinapismes aux jambes, etc.

Ainsi, en résumant ce qui concerne

le traitement du choléra-morbus sporadique ou accidentelle, car nous n'avons jusqu'ici entendu parler que de cette espèce, l'opium doit faire la base des moyens qu'on peut lui opposer, et il faut y avoir recours d'autant plus promptement, que les accidens sont plus graves, ou ont déjà duré plus long-temps. Il ne paraît pas nécessaire de donner, comme le faisait Sydenham, des quantités considérables de boissons ; de même qu'il ne peut pas être avantageux dé condamner le malade à ne pas boire, ainsi que le voulait Alphonse Leroy. Le mieux est de faire prendre, surtout quand il y a soif vive, quelques tasses d'une boisson tiède quelconque, pourvu qu'elle soit douce et émolliente.

On peut aussi dans le choléra sporadique, avoir égard aux causes qui l'ont déterminé. Si l'on soupçonne un refroidissement du corps pendant la sueur, on doit essayer le bain chaud pour rétablir les fonctions de la peau, et des frictions sèches ou aromatiques avec des flanelles

9*

chaudes imbibées de vin, d'eau-de-vie, d'eau de Cologne, etc.

Quand il est dû à une indigestion, c'est le cas d'insister un peu plus sur les boissons tièdes et douces, afin de s'assurer, en prolongeant les vomissemens, s'ils ne sont pas trop violens, qu'il ne reste aucun aliment dans l'estomac, car si l'on donnait trop tôt l'opium, on risquerait d'empêcher la sortie des matières dont la présence pourrait entretenir tous les accidens.

Nous avons dit ailleurs que le choléra pouvait être le produit du déplacement d'une humeur goutteuse ou rhumatismale, de la suppression d'un cautère, d'un vésicatoire, d'une plaie, d'une dartre, etc. Dans tous ces cas il ne faudrait pas retarder l'emploi des moyens propres à calmer les évacuations et les spasmes ; mais on devrait s'appliquer en même temps à rappeler la maladie primitive à la place qu'elle occupait.

TRAITEMENT DU CHOLÉRA-MORBUS ÉPI-DÉMIQUE DE L'INDE, DE RUSSIE, DE PO-LOGNE, ETC.

Si nous n'avions pas déjà fait suffisamment connaître la gravité de ce mal, le nombre infini de moyens qui ont été proposés pour le guérir pourrait seul la révéler. La multiplicité des remèdes pour une maladie prouve trois choses : 1°. que l'on ne connaît pas exactement sa nature; 2°. que l'on n'a pas trouvé de traitement certain pour la combattre ; 3°. enfin, qu'elle entraîne un grand danger, car ce sont surtout les maladies funestes auxquelles on oppose le plus de remèdes dans l'espoir de découvrir le bon.

Nous avons dit ailleurs que le choléra de l'Inde ne différait de l'ancien que par la gravité, l'intensité des symptômes; nous pourrions ajouter que les médicamens qu'on lui a opposés sont en nombre proportionnel à son danger, car

il est infini. Depuis les croyances ridicu-
les de la plus aveugle superstition, jusqu'aux conseils éclairés d'une médecine vraiment philosophique ; depuis les
agens les plus dangereux d'un empirisme
ignorant jusqu'aux remèdes les plus
absurdes par leur nullité, tout a été
conseillé, prescrit, employé avec une
confiance que malheureusement l'événement ne justifiait pas.

Nous ne tenterons pas de rappeler
tout ce que la crédulité, l'amour du
merveilleux et des remèdes secrets, la
confiance dans les talismans, les conju-
rations, a fait imaginer dans l'Inde.
Nous ne citerons qu'un seul de ces remèdes, dont la formule est exprimée par
neuf mots sanscrits que l'on traduit par
ceux de : soude, vermillon, soufre,
mercure, orpiment, chaux d'acier, de
cuivre, de zinc et de plomb. On doit
broyer ces ingrédiens avec des myro-
bolans de trois espèces, faire bouillir
le tout pendant trois jours avec une
herbe rafraîchissante appelée perpatam,

y ajouter du fiel de serpent, et en préparer des pilules de trois grains chacune, avec lesquelles on peut guérir le
choléra en trois jours ; mais il faut,
avant de les employer, faire le don d'une
vache à la pagode la plus rapprochée,
et se confier dans la miséricorde divine.

On ne doit pas s'étonner, lorsqu'on
voit employer de pareils remèdes, si le
choléra a été si funeste, qu'à la côte de
Coromandel on ne le caractérisait plus
que par deux mots : *vomir* et *mourir*.

On pourrait appliquer les mêmes réflexions à des prescriptions plus sérieuses :
par exemple, à l'instruction publiée of-
ficiellement par les médecins de Madras
lors de l'apparition du choléra dans
l'Inde. On y conseillait :

1° Des frictions sur le creux de l'estomac avec de l'huile de térébenthine, des
vésicatoires liquides, telle que la teinture
de cantharides et des esprits camphrés,
destinés à *ranimer les pouvoirs vitaux
languissans* ;

2° Le laudanum dans de l'eau de men-

the , et le calomel (qui se retrouve toujours dans tous les traitemens où les
conseils de la médecine anglaise ont
passé), pour rompre les spasmes, dit
l'instruction , rétablir la circulation ,
l'action de l'estomac et des intestins ;

3°. Un bain chaud avec un dixième
d'arack ou rack , qui n'est que de
l'esprit de riz ; et si les symptômes s'exas-
pèrent , un large vésicatoire sur la
poitrine ;

4°. Des liqueurs fortes , de l'éther, encore du laudanum et du calomel , si le
pouls devient insensible , et du chili en
poudre ;

5°. Enfin , pour couronner l'œuvre et
étancher la soif des malades , une
mixture composée d'une demi-once de
piment , d'opium , de camphre et de
cardamum dans trois onces d'eau-de-vie.

Un des symptômes les plus marquans
de la maladie , ajoute cette terrible instruction , est une soif ardente et un
grand désir d'eau froide; mais *nous avons
décidé* , disent les médecins de Madras ,

qu'il ne faut pas satisfaire ce désir, *ce serait un moyen de destruction suivi d'une mort prompte.* Les barbares! ils conseillent d'étancher la soif avec une liqueur brûlante, en annonçant qu'un verre d'eau serait un poison !

Dès l'instant que le public fut muni de cette recette, dit un témoin de cette espèce d'empoisonnement officiel, les vomissemens et les selles résultant d'une indigestion furent accueillis par trois cuillerées de mixture étendues dans cinq cuillerées d'eau-de-vie; chaque chef de maison y ajoutait de nouveaux ingrédiens ou variait les doses, et l'on distribuait le remède avec une effroyable sécurité. D'un autre côté, les médecins voulurent surpasser les maîtres, et quand une demi-bouteille d'eau-de-vie exaspérait la maladie, augmentait le froid des pieds, rendait le pouls insensible, le patient était tenu d'en avaler une bouteille entière. Cette pratique incendiaire a porté ses fruits : des familles ont été moissonnées, des cités populeuses ont perdu la moitié de leurs habitans, l'Inde entière a été couverte de deuil.

Les médecins indous ont, en général, employé le laudanum à hautes doses, ainsi que l'éther et l'huile de menthe ; ils y joignaient des frictions avec des poudres excitantes, et une forte chaleur sur le ventre au moyen de briques chaudes. Mais dans chaque contrée il y avait un traitement spécial presque toujours empirique ou basé sur des théories absurdes.

Par exemple, on ne comprend pas pourquoi les médecins de l'Ile-de-France remplacèrent l'opium par le sel de glauber ou sulfate de soude, qui n'est qu'un purgatif salin ; ils le donnaient à forte dose, tandis qu'à l'île Bourbon on administrait, aussi à grande, dose un mélange de camphre, d'éther et d'huile d'olives.

A Bombay, on traitait par la saignée, l'eau chaude, l'émétique, le laudanum et l'huile de castor ; et comme on ne donnait le camphre, et qu'on ne revenait à l'opium que quand les vomissemens avaient cessé, nous doutons que, par l'emploi des moyens précédens, on amenât souvent l'occasion de donner les deux derniers.

On a aussi donné à Madras la poudre d'ipécacuanha à la dose de dix grains la première fois, et ensuite par cinq grains, jusqu'à la fin de la maladie.

En Perse, où on la croyait de nature chaude, les remèdes étaient rafraîchissans : on faisait boire du verjus à la glace, en même temps qu'on arrosait le malade d'eau froide ; tandis qu'en Russie on appliquait d'énormes cataplasmes de graines de foin, que l'on apposait brûlant, ou des étoffes de laines imbibées d'eau bouillante.

Doit-on s'étonner, en voyant tant de remèdes divers et si opposés, qu'une triste vérité ressorte des nombreuses relations que nous possédons sur le choléra, savoir : que dans l'Inde, où les conseils de la médecine ont guidé les traitemens, la mortalité a été plus grande qu'en Perse, où la maladie était, en général, abandonnée aux ressources de la nature. Mais, ce qui est plus affligeant encore, c'est que, comme nous l'avons vu, en Russie la mortalité a été de trois sur cinq malades, de même à peu près que dans les pays où les secours de l'art ont manqué. Faudrait-il en conclure que la médecine n'a encore arraché aucune victime à cette affreuse peste ! ce serait contredire plusieurs exemples cités à l'article du pronostic, où l'on a pu voir que dans quelques pays la mortalité a été diminuée par certains traitemens. Bornons-nous donc à avouer que jusqu'ici la puissance de l'art n'a pas encore été bien démontrée et ses moyens bien arrêtés : au surplus, nous allons passer en revue les principaux, ceux que l'on a le plus employés et qui ont été le plus utiles ; nous entrerons dans quelques détails touchant les médica-mens qui pourraient n'être connus que de nom par les personnes étran-gères à l'art ; nous indiquerons la ma-nière d'agir de chacun dans les circonstances ordinaires, et le parti que l'on peut espérer en tirer dans le choléra; enfin, nous terminerons en traçant, avec autant de clarté qu'il nous sera possible, les meilleures règles à suivre pour le combattre avec succès s'il vient à éclater en France.

Opium.

L'opium nous paraît être, de tous les moyens employés contre le choléra, celui dont les succès ont été les plus multipliés. Son action est d'autant plus active qu'il a été récolté dans des pays plus chauds. La chaleur du climat est aussi, comme nous l'avons dit, ce qui donne le plus de violence aux symptômes cholériques ; c'est un rapprochement dont nous ne voulons pas tirer de conséquences. Que les partisans des causes finales y voient, s'ils veulent, le remède placé par la nature à côté du mal, nous serons enchanté d'avoir, par cette réflexion, ajouté à la confiance qu'ils pourraient avoir dans un médicament vraiment salutaire. Il est remarquable, toutefois, qu'au Bengale seulement, où le choléra est si bien établi, on exporte, dit-on, plus de six cent mille livres de cette substance !

Le suc de nos pavots ne fournit qu'un opium très-peu narcotique ; on dit qu'à Naples on en obtient déjà un plus actif ; mais le véritable opium est tiré des pavots cultivés à cet effet dans une grande partie de l'Orient. Pour le récolter, on fait le soir des incisions aux capsules un peu avant leur maturité ; il en découle la nuit un suc que l'on recueille le lendemain matin ; on recommence jusqu'à ce que les capsules soient épuisées ; alors on réunit le tout, on humecte avec de l'eau, on pétrit et l'on forme des espèces de gâteaux de quelques onces à une livre. C'est l'opium du commerce dont la couleur est noirâtre, l'odeur forte, désagréable, *vireuse*, et la saveur âcre, amère, nauséuse.

Si maintenant on nous demande

quelle est l'action de l'opium , et si sa manière d'agir dans les cas ordinaires justifie ou explique les effets qu'il semble avoir produits dans le choléra , nous répondrons , en citant les paroles d'un médecin distingué qui n'avait nullement cette maladie en vue lorsqu'il s'exprimait ainsi. M. Barbier d'Amiens, dans son traité de *Matière médicale*, publié en 1819, dit : « On se sert de l'opium pour éteindre les irritations qui s'allument dans les voies digestives, et qui donnent lieu à des coliques, à la diarrhée, etc., pour dissiper un spasme douloureux des organes urinaires et rétablir la sécrétion, le cours des urines; pour affaiblir une exaltation , réprimer une aberration de la sensibilité, faire cesser des douleurs, des tiraillemens, les tremblemens, les convulsions, les contractions, etc. »

Ne semble-t-il pas, dans l'énumération des accidens que la puissance de l'opium peut combattre, que l'on a eu l'intention de désigner tous les symptômes du choléra? Si cette affreuse maladie consiste, comme tout le prouve, dans une irritation de nature catarrhale de l'estomac et des intestins, il agira directement sur les membranes muqueuses de ces organes, en diminuant l'irritation qui y fait affluer une grande quantité de liquide; dès lors il y arrivera moins de matières pour alimenter les vomissemens et les selles, et, comme ces matières sont elles-mêmes cause des vomissemens, en ce qu'elles agacent et font soulever l'estomac et les intestins, l'opium combattra à la fois la cause et l'effet.

D'un côté le système nerveux est profondément altéré dans le choléra, ainsi que le démontre l'agitation, les spasmes, les convulsions, les douleurs violentes; or, que ne doit-on pas attendre d'un médicament que l'on dit être *parégorique*, *sédatif*, *calmant*, c'est-à-dire qui adoucit, combat l'agitation, modère les mouvemens trop vifs des organes; qui est *stupéfiant*, ou agit sur le cerveau de manière à diminuer son influence ainsi que celle des nerfs, et devient par-là *anodin* en diminuant la sensibilité et faisant cesser la douleur.

Toutefois il faut convenir aussi que l'opium diminuant, en général, l'action vitale semble devoir être nuisible lorsque les forces sont abattues ; de là deux règles qui doivent diriger son emploi dans le choléra-morbus, 1°. de le donner de bonne heure afin de prévenir les accidens, ou, s'ils ont déjà éclaté, d'en modérer la violence avant que la faiblesse soit arrivée ; 2°. de l'administrer avec des cordiaux, de légers excitans qui soutiennent les forces sans empêcher les bons effets de l'opium.

On fait en pharmacie avec cette substance une foule de préparations, parmi lesquelles l'extrait, le laudanum et quelques sirops, peuvent seuls nous intéresser.

L'extrait s'obtient en délayant l'opium brut dans l'eau qui en dissout tous les principes non résineux, en faisant évaporer cette eau jusqu'à ce qu'il ne reste plus qu'une pâte molle noirâtre.

Le *laudanum*, appelé *laudanum liquide de Sydenham*, ou *vin d'opium*, se prépare en mettant dans une demibouteille de vin d'Espagne ou de Malaga :

Opium en petits morceaux. . . . une once.
Safran du Gâtinais. . . . . demi-once.
Cannelle et gérofles brisés en petites parties de chaque. . . . demi-gros.

On fait macérer pendant trois ou quatre jours dans un vase placé au soleil, et l'on a soin de remuer plusieurs fois ; on passe et l'on filtre. Vingt gouttes de ce vin contiennent un grain d'opium.

Les sirops d'opium contiennent deux grains de cette substance par once ; celui appelé *diacode* est le plus connu et le plus employé.

Quand on veut obtenir un effet narcotique un peu prononcé, il faut donner un grain d'extrait, vingt gouttes de laudanum, ou une demi-once de sirop. On a donné jusqu'à quatre et cinq grains d'opium dans le choléra-morbus, sans aucun danger. On doit cependant en proportionner la dose à la violence des symptômes, au danger qui menace le malade. Si les boissons sont rejetées, on donne l'extrait en pilules.

Les médecins qui ne voient dans le choléra qu'une inflammation simple, préfèrent l'extrait et le sirop, qui sont moins excitans que le laudanum ; mais il paraît que l'expérience s'est prononcée en faveur de ce dernier, ce qui prouve la nature catarrhale et nerveuse de cette maladie.

Dans l'Inde, la méthode qui paraît avoir le mieux réussie, consiste à donner une cuillerée à bouche d'un mélange de deux parties de teinture ou alcool de menthe, et d'une partie de laudanum. Cette dose est énorme, et cependant il faut la répéter jusqu'à ce que le vomissement ne la rejette pas ; il faut surtout la donner de bonne heure, dans les trois premières heures au plus tard. On peut joindre le laudanum avec la teinture de cannelle ou de mélisse.

On conçoit la possibilité de donner sans danger des doses aussi fortes de laudanum, et de le faire prendre dans des eaux-de-vie aromatiques, lorsque l'on agit sur des tempéramens aussi inertes que ceux de l'Inde ; mais, en France, ces doses seraient dangereuses. On doit aussi les faire prendre dans de simples infusions aqueuses de menthe, de cannelle ou de mélisse.

On a conseillé en Russie les extraits de ciguë et de jusquiane ; mais l'opium est bien préférable.

Calomel, *calomelas*, appelé aussi *Proto-chlorure de mercure*, *Mercure doux*, *Aquila alba*, *Panacée mercurielle*, etc.

Si nous plaçons le calomel avant quelques autres substances qui peuvent être plus utiles, c'est parce que la réputation de ce sel mercuriel dans le traitement du choléra , nous impose en quelque sorte l'obligation de le faire connaître d'abord.

Pour le préparer , on triture dans un mortier du sublimé corrosif avec du mercure coulant ; l'on sublime , et le résultat de l'opération est le calomel , mais qui contient encore beaucoup de sublimé ; pour l'avoir pur , on le lave dans l'eau chaude qui dissout le sublimé et n'attaque pas le calomel. Ce sel est blanc , solide , inaltérable à l'air et sans saveur, à moins qu'il n'y reste du sublimé , comme il est arrivé à celui que l'on a employé à Varsovie , et dont il a dû résulter les effets les plus funestes , le sublimé étant un violent poison , même à une très-faible dose.

En France , c'est ordinairement à titre de purgatif qu'on administre le calomel ; et , comme il n'est pas soluble dans l'eau ni dans l'alcool , on est obligé de le donner en pilules , car , en poudre dans une boisson , on s'expose à le voir rester au fond du vase. La dose est de deux à quatre grains chez les enfans, et jusqu'à dix grains, selon l'âge ; chez les adultes on peut pousser jusqu'à vingt-quatre grains.

Si la dose est assez forte, il agace les intestins, produit des coliques, et bientôt des selles. Chez des jeunes enfans, à la dose d'un grain ou deux, répétée toutes les deux heures, il amène ordinairement la purgation ; il produit aussi quelquefois la salivation.

On a fait beaucoup de conjectures sur l'action de ce sel ; mais aucune expérience ne peut lui faire attribuer avec certitude une autre puissance que celle de purger. On a bien dit qu'il était irritant à dix grains, tandis qu'il n'était plus que sédatif à vingt et au-dessus; mais rien ne démontre cette dernière manière d'agir. Aussi s'explique-t-on difficilement l'espèce de vénération qu'il inspire aux médecins anglais; ils l'emploient dans une foule de cas où nous ne concevons pas son utilité, et il est très-probable que, sans cette espèce d'engouement qui

les porte à l'employer dans presque toutes les maladies, il n'aurait pas acquis
dans l'Inde la réputation qu'il y conserve encore dans le traitement du choléra, car il ne l'a peut-être jamais guéri,
et il a quelquefois augmenté les accidens
spasmodiques. D'un autre côté, on assure qu'il a produit de bons effets quand
on l'a donné avec l'opium au commencement de la maladie. On dit aussi qu'à
forte dose, à vingt-quatre grains, avec
l'opium sec ou le laudanum, il a calmé
les vomissemens, et débarrassé les intestins de la matière crémeuse qui les rem-
plit. Concluons donc que si le calomel
possède une action spéciale capable de
guérir, ou seulement de diminuer le
choléra, cette propriété n'a pas été démontrée jusqu'ici, et que nous sommes
forcés, pour ne pas entrer dans le do-
maine des hypothèses, de n'y chercher
que l'effet purgatif.

Nous ne pensons pas, au surplus,
qu'on doive dans le choléra en élever
la dose au delà de dix grains par prise,

même en l'unissant à l'opium, ce qui sera
souvent très-avantageux ; mais il paraît
que, pour combattre l'état catarrhal, il
suffira de le donner avec la gomme arabique en poudre.

Purgatifs.

Nous avons cité les purgatifs au nombre des causes du choléra sporadique ; il
est difficile de comprendre comment ils
seraient un remède utile du choléra
épidémique , s'il ne diffère réellement
de l'autre que par le degré d'intensité.
Sydenham les jugeait tellement nuisibles, qu'il les comparait à de l'huile je-
tée sur le feu.

Pour leur trouver, en théorie , la possibilité d'être utiles, il faudrait supposer
que quelquefois les accidens seraient cau-
sés par l'irritation que feraient éprouver
aux intestins la matière crémeuse , ou
comme argileuse, qui les enduit dans
quelques cas; il est certain qu'alors ils
pourraient en débarrasser les surfaces.

On devrait, dans ce cas, donner de petites doses d'aloës, de rhubarbe, etc.,
avec quelques grains de calomel. La ma-
gnésie a été conseillée quand on suppo-
sait des acides, ou que le malade distin-
guait des aigreurs au milieu de toutes
ses souffrances, et il paraît qu'elle a quelquefois calmé une sensation de brûlure
à l'estomac qui tourmentait horrible-
ment ; mais c'est sans aucun motif raison-
nable que l'on a proposé de donner l'a-
cide tartarique pour neutraliser des
alcalis.

Médicamens excitans, diffusibles.

Ce sont des moyens capables d'augmenter l'action des organes, et de régu-
lariser les mouvemens et les forces de la
vie.

Nous avons fait voir que tout est
désordre dans une forte attaque de
choléra, que toutes les forces vitales
semblent appelées à l'intérieur où il y
a des douleurs violentes et un grand

afflux de liquide, tandis que les actions extérieures semblent anéanties au point que la peau est froide et glacée. D'un autre côté, de l'affection du système nerveux résulte tout à la fois de l'irrégularité dans les mouvemens intérieurs et extérieurs, car il y a soulèvement continuel dans les organes digestifs, et contractions vicieuses de presque tous les muscles du dehors, en même temps que la faiblesse est extrême.

Les médecins, qui ne reconnaissent que l'*irritation* pour cause possible de toutes les maladies où il y a augmentation d'action, veulent que l'on repousse du traitement du choléra toute espèce d'excitans, comme nous avons nous-même exclus presque complétement les purgatifs, et encore plus les vomitifs; mais nous ne partageons pas cet avis.

Ces derniers sont seulement *évacuans;* et, certes, il doit être fort rarement besoin d'évacuer dans le choléra, où la répétition des vomissemens et des selles qui épuisent le malade paraît le symp-

tôme le plus effrayant. Les excitans et les
diffusibles, dont nous allons parler, ne
sont nullement évacuans, et, sans qu'on
puisse expliquer comment ils agissent,
on voit qu'appliqués sur les surfaces intérieures, ils en empêchent les mouvemens
plutôt que d'irriter ; une partie de leurs
principes sont portés au cerveau ou sur
les nerfs, et y ramènent le calme ; enfin,
ils peuvent ranimer les forces abattues
quand on les applique d'une certaine
façon. Voilà ce que l'expérience a appris,
et devant cette autorité toutes les théories doivent obéissance. Nous avons déjà
fait une application de ce principe, lorsque nous avons dit que l'opium réussis-
sait mieux quand on le donnait dans
l'eau de menthe qui n'est qu'un excitant,
mais qui, par la menthe du moins, jouit
de cette propriété *anti-spasmodique* si
difficile à expliquer, et toutefois si réelle
dans quelques cas.

Il ne faudrait pas croire, cependant,
que nous y avons plus de confiance
qu'elle ne mérite, et que nous croyons

toujours sans danger l'usage des anti-spasmodiques tels que l'éther, le camphre, le musc, l'ammoniaque; nous pensons, au contraire, qu'ils doivent être prescrits avec la plus grande prudence, et réservés seulement pour les cas où, les mouvemens convulsifs et les spasmes étant violens, il n'y a pas un état inflammatoire trop prononcé, ni une congestion trop forte à la tête. Il sera, au surplus, toujours prudent de ne les donner qu'en y joignant une petite dose d'opium.

Éther. Éther sulfurique.

L'éther est un liquide sans couleur et d'une volatilité telle, qu'il se perd entièrement dans un flacon mal bouché. Il est obtenu en distillant ensemble partie égale d'alcool ou esprit-de-vin, avec l'acide sulfurique ou huile de vitriol.

Tout le monde connaît l'odeur forte et pénétrante de l'éther; elle est si insupportable à quelques personnes, qu'il serait prudent pour celles-là de choisir un autre anti-spasmodique. On le donne à la dose de huit à dix gouttes dans une cuillerée de boisson qui doit toujours être froide, car la moindre chaleur le ferait évaporer subitement. On le joint aux potions à petite dose, ou l'on se sert du sirop d'éther qui est plus doux. On l'a donné si souvent avec succès dans les coliques nerveuses, les vomissemens spasmodiques et les convulsions, que l'on peut en espérer quelques avantages dans le choléra, où, pour être utile, il faut l'employer de bonne heure. On a conseillé d'en prendre trente à quarante gouttes à la fois ; on le donne sur du sucre si les liquides sont rejetés.

Musc.

C'est une substance que l'on trouve dans une petite poche placée sous la peau du ventre d'un certain chevrotin qui habite le Thibet, la Chine, la grande Tartarie. Le musc ressemble à des mor ceaux de sang caillés et desséchés ; il est amer et âcre, son odeur est, comme on sait, très-vive.

Quand on en prend un, deux ou quatre grains, il se produit un sentiment de chaleur à l'estomac ; les forces générales augmentent si on réitère la dose ; cependant, loin d'augmenter l'action de l'estomac et des intestins, il les jette plutôt dans la stupeur, et, en portant son action au cerveau et aux nerfs, il modère leur influence sur les organes ; par conséquent, il devrait être utile dans le choléra ; mais c'est un médicament si cher, et à cause de cela si souvent frelaté dans le commerce, que nous conseillons d'y renoncer.

Camphre.

C'est une substance blanche, cassante, brillante, inflammable, d'une odeur forte, particulière, assez volatile, d'une saveur âcre, brûlante, et qui est tirée, par la distillation, du bois d'une

espèce de laurier de Ceylan, Suma-
tra, etc. Il ne se dissout point dans
l'eau, mais bien dans l'alcool; on le donne
suspendu dans des potions ou en pilules; on l'emploie davantage à l'extérieur,
et nous pensons qu'il ne doit l'être que
de cette manière dans le choléra, attendu qu'un de ses effets les plus constans, quand il est introduit dans l'estomac, est de ralentir le pouls, de
diminuer la chaleur de la peau, d'amener la pâleur, etc.; en sorte que, bien
qu'il ait été utile dans quelques fièvres
d'hôpitaux pour relever les forces abattues, et d'autres fois pour calmer des
mouvemens spasmodiques, nous pensons que son action stimulante n'est pas
assez bien connue pour risquer de l'opposer à la faiblesse qui accompagne souvent les accidens du choléra-morbus.

Nous ne nous arrêterons pas à l'emploi que l'on en a conseillé à l'intérieur
et à l'extérieur tout à la fois, pour tuer
de prétendus insectes invisibles, qui, en
s'attachant à la peau et aux vêtemens,

seraient cause du choléra. De semblables suppositions n'ont besoin que d'être énoncées pour en faire apprécier l'absurdité.

Huile de cajeput.

On a fait beaucoup de bruit il y a peu de temps d'une lettre écrite à Londres par un médecin du Bengale, qui annonçait avoir guéri du choléra 109 malades sur 110, en donnant vingt-cinq à cinquante gouttes de cette huile dans un verre d'eau chaude, et en répétant la dose, après une demi-heure, si les accidens n'avaient pas cédé. Des médecins illustres l'avaient donnée précédemment comme anti-spasmodique dans les maladies nerveuses; on l'emploie même encore souvent en Allemagne, mais elle était tout-à-fait inusitée en France. On l'obtient par la distillation des feuilles d'une plante des îles Moluques ; elle est limpide, d'un beau vert, son odeur est un mélange de celle du camphre et de la térébenthine, sa saveur est âcre, piquante comme la racine de pyrèthre, enfin elle est très-volatile et brûle sans laisser de résidu.

L'huile de cajeput a toutes les propriétés du camphre, elle est encore plus irritante, et tout ce que nous avons dit de ce dernier peut lui être appliqué. Quant à sa vertu anti-cholérique spéciale, si elle avait été réelle on n'aurait pas tant perdu de malades au Bengale cette année, et cette propriété serait bien constatée maintenant en Europe.

Ammoniaque liquide.

C'est un liquide incolore, très-volatile, d'une odeur piquante. Il est composé de deux tiers d'eau et d'un tiers d'ammoniaque pure, sorte de gaz que l'on obtient par la décomposition du sel ammoniac.

En faisant prendre six à huit gouttes d'ammoniaque liquide dans une ou deux cuillerées de boisson froide, comme pour l'éther, on produit une chaleur à l'estomac qui s'étend partout, et principalement à la peau. C'est pour produire ce dernier effet qu'on l'a donnée dans le choléra-morbus ; à douze ou quinze gouttes elle a, dit-on, déterminé la sueur. Comme l'action en est très-peu durable, il faudrait répéter plusieurs fois cette dose, et nous doutons que l'avantage que l'on en retirerait pour échauffer la peau et y ramener la transpiration compensât le danger de sa présence dans l'estomac.

Bismuth.

Au mois de juin dernier, on apprit par les gazettes qu'un docteur Léo, de Varsovie, y guérissait tous ses malades du choléra, en leur donnant de deux heures en deux heures trois grains de bismuth dans une infusion de mélisse sucrée ; un gros était pris ainsi en quarante-huit heures. Il ajoutait autant de poudre de rhubarbe, quand la langue était couverte d'un limon jaunâtre ; mais presque aussitôt on sut qu'à Dantzick le même moyen avait été sans succès.

Si maintenant nous consultons les livres, nous voyons dans les uns que le bismuth est un antispasmodique puis-sant qui guérit la colique, les douleurs d'estomac, les vomissemens, etc. ; dans les autres, que c'est un poison violent, qui, à la dose de dix grains, tue un lapin en quelques secondes. Or, voici l'explication de ces contradictions.

Le bismuth est un métal qui n'a aucune propriété. La substance que l'on a employée sous ce nom est un sel composé de ce même métal, et de l'acide nitrique ou eau forte. Si ce sel est bien préparé, on a le *sous-nitrate de bismuth*, connu en médecine sous le nom de *magister de bismuth*. C'est une poudre blanche, tout-à-fait insoluble, et complétement inerte, dont on peut prendre vingt, trente, cinquante grains, et plus peut-être, sans en sentir aucun effet, bien qu'on l'ait fait prendre avec beaucoup de précautions à la dose de quelques grains pesés avec soin, pour guérir des maladies graves.

Dans le cas, au contraire, où la préparation du médicament n'est pas bien faite, on a le sel acide ; c'est le *nitrate de bismuth* qui est soluble et tellement vénéneux, qu'il tue les petits animaux en peu d'instans.

On doit donc s'attendre, lorsqu'on emploie le bismuth, à donner un médicament sans aucune action, ou un poison violent. D'où il suit, que si en effet le docteur Léo a obtenu des guérisons, c'est que le bonheur de ses malades a permis qu'il employât le sous-nitrate, qui n'a pas empêché la nature de triompher de la maladie.

Ce qui semble confirmer à cet égard nos conjectures, c'est qu'il n'a plus été question de ce remède depuis la première nouvelle des merveilles qu'il avait opérées.

Quinquina.

Dans le cas où on apercevrait des ré-missions dans une attaque du choléra, il faudrait se hâter de donner le quin-quina en poudre à la dose de quelques gros dans un peu d'eau de menthe ou de fleurs d'oranger, en y ajoutant une demi-once de sirop diacode. Cette po-tion serait préférable au sulfate de qui-nine qui paraît trop irritant. Il ne serait pas prudent de faire prendre le quin-quina durant la violence des symptômes. Si on voulait seulement remédier à la fai-blesse, quelques cuillerées à bouche de vin de quinquina plusieurs fois répétées seraient préférables.

Saignées.

On s'accorde généralement à regarder la saignée comme nuisible dans le cho-léra épidémique, et l'on a été jusqu'à dire que si elle a quelquefois été utile, c'était en procurant une mort plus douce. La faiblesse est en effet si grande, qu'il faut une sorte de courage pour tirer du sang d'un membre glacé, au milieu duquel on suit avec peine le battement de l'artère. Aussi recommande-t-on d'ouvrir largement la veine dont le sang sort difficilement, et de mettre aussitôt le bras dans l'eau chaude. En général on ne doit saigner que les sujets jeunes, forts, pléthoriques, et quand on peut croire que le sang se porte à la tête, qu'il y a assoupissement, et que la peau est un peu chaude. Il faut s'en abstenir quand il y a défaillance, convulsions.

L'application des sangsues sur le creux de l'estomac doit être bien plus utile ; il faut y avoir recours de bonne heure. On en mettra quinze à cinquante, selon la force du malade, son âge, et la force de l'irritation. On a quelquefois de la peine à faire attacher les sangsues, et le sang coule difficilement des piqûres. On doit dans ce cas mettre le malade dans un bain tiède, ou, s'il est trop faible, appliquer un cataplasme émollient arrosé de laudanum. Pour avoir plus de sang et plus promptement, il faudrait appliquer une ventouse sur les piqûres.

Bains, applications chaudes, frictions.

Les bains chauds ont été employés plusieurs fois, les uns disent avec succès, tandis que d'autres prétendent que s'ils ont calmé, pendant que l'on y restait, les symptômes renaissaient dès qu'on en était sorti. En raison de cette incertitude, on ferait peut-être mieux d'y renoncer pour éviter les embarras de se placer dans une baignoire, et la difficulté de s'y tenir.

Les bains de vapeurs aussi ont été conseillés, et peut-être avec plus d'avantage, pour ramener la chaleur à la peau. Il en est de même des fumigations avec de la vapeur de vinaigre, qui ont été quelquefois utiles.

(190)

On a réussi à réchauffer la peau, au
moyen de sacs de sable chaud et de
morceaux de flanelle, ou même de cou-
vertures très-chaudes, soit sèches, soit
imbibées de vin ou de décoctions aromatiques. On vient de conseiller des
cataplasmes arrosés avec un mélange
d'huile de térébenthine et d'esprit-de-
vin. Cette application a pour effet, en
réchauffant la peau, d'y produire une
excitation salutaire.

Les frictions ont les mêmes avantages
si on les fait avec des flanelles chaudes,
sèches ou imbibées de spiritueux aromatiques, comme l'eau-de-vie camphrée,
l'eau de mélisse, de Cologne, de la-
vande, etc.

En général il est plus avantageux de
les placer sur les membres qu'au ventre
et à l'estomac, où l'on ne les a conseillés
que dans les cas graves, quand la vie
menace de s'éteindre. Il paraît que trop

près du foyer de l'irritation ils ne font que l'exalter ; ce n'est que pour relever les forces qu'on les a mis sur la poitrine et le long du dos.

On ne saurait appliquer de trop bonne heure les vésicatoires et les sina-pismes ; comme on a principalement en vue d'appeler aux membres l'irritation intérieure, il ne faut pas attendre que la peau soit devenue insensible, car ils seraient sans effets.

Les ventouses, sur diverses parties du corps, ont été anciennement recomman-dées, et seraient très-utiles.

Les affusions d'eau froide paraissent avoir été employées avec avantage en Perse. Il ne faudrait y avoir recours que pour des personnes jeunes et robustes, seulement au moment où le choléra se déclare, et avec la précaution de cou-cher aussitôt le malade dans un lit bien chaud, et de l'y tenir bien couvert, en lui faisant boire une tisane aromatique chaude.

Tels sont les principaux moyens que

l'on a opposés au choléra-morbus, et dont la médecine seule devrait diriger l'emploi. Voyons quelle serait la conduite à tenir en l'absence des gens de l'art.

Nous devons d'abord faire remarquer qu'aucun spécifique du choléra n'ayant été découvert, il serait très-difficile d'indiquer un traitement uniforme et convenant à tous les cas. La différence de l'âge, du tempérament, des complications, etc. ; la gravité de l'attaque, la marche plus ou moins menaçante des accidens, etc., doivent faire modifier à l'infini les remèdes qu'il exige ; nous ne pouvons donc donner que des préceptes généraux, pour ne pas faire faire des applications funestes.

Dans le cas où quelques signes font craindre l'irruption du choléra, il faut se hâter d'appeler le médecin, et, si l'on ne prévoit pas son arrivée prochaine, se mettre sans retard dans un bain tiède pendant une heure au plus, en ayant soin de bien nettoyer

la peau. La diète sera absolue. On se
mettra aussitôt à l'usage d'une infusion
de fleurs de tilleul avec quelques gouttes
d'eau de fleurs d'oranger, et sucrée avec
du sirop de gomme arabique ; on prendra en même temps deux ou trois clys-
tères avec une décoction de tête de pavot
et de guimauve ; s'il y a du frisson, on
gardera le lit.

Quand des symptômes évidens viendront à se déclarer, ou que l'attaque
sera brusque et sans avertissement, il
faudra d'abord, dans le cas où il y aurait
encore des alimens dans l'estomac, ne
rien faire pour arrêter les vomissemens ;
on les favorisera, au contraire, en faisant avaler quelques petites tasses de la
même tisane.

Si les symptômes nerveux paraissaient
vouloir dominer, qu'il y eût tout d'abord
spasmes, mouvemens convulsifs, et que
le sujet fût naturellement nerveux, on
donnerait par cuillerée, tous les quarts
d'heure, la potion suivante :

Eau de laitue. . . . . . .⎫
Eau de fleurs d'oranger. .⎬ de chaque une once.
Sirop diacode. . . . . . .⎭
Éther sulfurique. . . . . demi-once.

Si au lieu de calmer on s'apercevait que cette potion augmentât les spasmes et les vomissemens, c'est que l'éther serait trop excitant ; il faudrait la suspendre.

On donnerait alors du bouillon de poulet léger, dans lequel on mettrait par pinte une once de sirop diacode ; et si les douleurs intérieures étaient vives, on appliquerait sur le creux de l'estomac vingt ou trente sangsues que l'on ferait beaucoup saigner. On mettrait sur les piqûres un cataplasme de farine de lin, sur lequel on répandrait une demi-once de laudanum liquide. On continuerait les lavemens, mais on n'en donnerait que des moitiés ou des quarts pour ne pas distendre les intestins.

Si les vomissemens et les spasmes continuaient, si les douleurs devenaient plus fortes, ainsi que le froid des extrémités , il faudrait recourir au laudanum à haute dose ; on donnerait tous les quarts d'heure deux cuillerées à bouche du mélange suivant :

Eau de menthe. . . . . .⎫ de chaque une
Eau de fleurs d'oranger. .⎬ once.
Laudanum liquide. . . . un gros.

Dans le cas où aucune boisson ne pourrait être gardée dans l'estomac, on donnerait tous les quarts d'heure une pilule d'un grain d'extrait d'opium avec autant de calomel.

Enfin il serait prudent de placer des vésicatoires aux cuisses ou aux jambes, et des sinapismes sur les pieds.

Mais il faudrait d'un autre côté combattre les accidens les plus saillans ; par exemple, s'efforcer de réchauffer les parties qui paraîtraient glacées , par les frictions sèches , les flanelles chaudes, les sacs de sable chaud , etc.

Les crampes, par des frictions avec l'huile de térébenthine.

Les vomissemens excessifs , par une

préparation que l'on connaît chez les pharmaciens sous le nom de potion de Rivière, ou, ce qui sera plus simple, en faisant avaler gros comme une aveline de craie ou blanc d'Espagne délayé dans un peu d'eau, avec huit à dix gouttes de laudanum liquide, et immédiatement après une cuillerée de suc de citron.

Enfin, par la soif vive, on boirait de la limonade, de l'orangeade, ou seulement de l'eau pure froide, et toutes ces boissons par petites quantités à la fois.

TRAITEMENT DE LA CONVALESCENCE.

On peut facilement comprendre combien il doit falloir de précautions, quand une maladie aussi grave est arrivée à son déclin, pour en assurer la guérison parfaite et en prévenir le retour. Nous avons déjà dit qu'il y avait de nombreux exemples de récidives ; ce serait donc une grande imprudence de croire qu'une première attaque peut en préserver à l'avenir.

C'est surtout le régime alimentaire qu'il faut s'attacher à bien régler, car les organes de la digestion ont reçu une atteinte si profonde, qu'ils doivent avoir besoin d'être pendant long-temps exercés avec beaucoup de ménagement. Les premiers alimens ne seront que des tisanes nourrissantes, comme de l'eau d'orge perlé ou de gruau, puis du bouillon de viande blanche, de veau, de poulet, de grenouille, que l'on pourra ensuite épaissir avec des fécules de riz, de pommes-de-terre, etc. On pourra aussi donner du lait, mais pendant long-temps on s'abstiendra de bouillon gras, qui serait trop excitant. Il faudra commencer par du pain de gruau, avec des légumes légers, avant de passer au poulet, aux poissons de facile digestion, comme le merlan, la limande, etc., et tout cela en petite quantité.

Pendant long-temps la boisson sera de l'eau avec du sirop de gomme, ou une infusion légère de houblon sucrée de même.

On prendra des lavemens émolliens chaque jour pour éviter la constipation qui succède souvent aux évacuations excessives.

Aussitôt que l'on pourra se lever, il faudra bien garantir du froid le ventre et l'estomac, qui ont dû conserver une grande susceptibilité; les pieds devront également être tenus bien chauds.

TRAITEMENT PRÉSERVATIF DU CHOLERA-MORBUS.

Le plus sûr moyen de se préserver d'une maladie est sans contredit d'éviter l'usage des choses qui la produisent; tout ce que nous avons dit des causes du choléra était en quelque sorte une introduction aux préceptes que nous allons donner ici ; en y renvoyant, nous pourrons omettre beaucoup d'explications qui sans cela deviendraient nécessaires.

Nous avons dit combien était dangereuse la fraîcheur des nuits, l'humidité de l'air ; il faut donc les éviter avec le plus grand soin. Si des circonstancss forcent à rentrer chez soi après la fin du jour, ou à sortir durant la nuit , il faut s'habiller plus chaudement que de coutume , et prendre toutes les précautions possibles pour ne point recevoir de pluie sur les habits , ni d'humidité aux pieds. A plus forte raison , on devra se débarrasser promptement de tous les vêtemens mouillés.

Tout ce qui pourra répandre de l'humidité dans l'air sera évité. Il ne faudra pas laver le logement où l'on habite ; on n'y étendra pas de linge mouillé ; on n'y mettra pas de liquides en évaporation , etc.

Toutes les émanations de matières végétales ou animales décomposées sont dangereuses , et si l'on en a dans son voisinage, il faut s'en éloigner ou les détruire, soit en les brûlant, les enterrant , etc. ; car il y aurait plus de risque à le faire plus tard si le choléra avait éclaté. Chacun doit regarder autour de soi s'il ne se trouve pas quelques foyers d'infection, tels qu'une mare, un amas de fumier ou d'immondices, et se hâter de les détruire ou de les assainir le plus possible. On fera très-bien de s'éloigner du voisinage des marais, de l'ouverture des égouts, des puisards, etc.

On évitera les réunions nombreuses où l'air est toujours vicié. Nous avons cité des exemples qui prouvent combien les grandes réunions d'hommes ont contribué à propager le choléra ; quelque désir que l'on ait d'aller dans les églises, il faut se résoudre à prier isolément. Ceux à qui le malheur public n'ôterait pas l'envie du spectacle, doivent s'attendre à y trouver tout le danger d'une assemblée nombreuse dans un espace resserré, et ensuite, en en sortant, celui d'un changement brusque de la température de l'air dans la circonstance la plus funeste, le milieu de la nuit. Les foires, les cabarets, les cafés et tous les lieux de plaisir, n'auront pas moins d'inconvéniens, et de plus ceux résultant des excès d'intempérance que l'on y commet ordinairement..

Autant qu'on le pourra il faudra habiter la pièce la plus aérée d'une maison, la moins humide, et celle où l'on sera le mieux garanti des courans d'air, de la pluie, etc.; on placera les lits au milieu des chambres plutôt que dans des alcôves, où l'air circule mal.

L'isolement est un des meilleurs préservatifs. Il ne faudra pas coucher plusieurs dans la même chambre, ni dans le même lit. Si le travail force à des réunions, elles seront le moins nombreuses qu'il sera possible, et l'air renouvelé très-souvent.

On ne devra pas renoncer à faire chaque jour de l'exercice en plein air, mais l'on choisira les lieux les moins fréquentés, et l'on ne s'approchera de personne ; on recommandera aux enfans, aux domestiques, d'éviter les contacts inutiles avec les étrangers, les visites dans les maisons où ils n'ont pas besoin, ou le trop long séjour dans les marchés, les promenades, etc., on évitera surtout de toucher les personnes qui, par état, ont des rapports nombreux, comme les barbiers, les porteurs de pain, etc.

Les personnes et les familles qui voudront se séquestrer tout-à-fait pourront adopter les mesures en usage dans les lazarets ; mais nous pensons que ce serait une précaution superflue, et qu'il suffira, pour se garantir, de se soumettre aux conseils que nous prescrivons : d'ailleurs, en consultant l'histoire des épidémies, où il y a eu des séquestrations particulières dans le but d'échapper à la contagion, on voit que si quelquefois on a été préservé, il y a autant d'exemples où la maladie s'est introduite malgré toutes les précautions.

Un moyen plus certain, et surtout plus philanthropique, consisterait, en suivant nos règles, à employer toutes les ressources dont on peut disposer, pour mettre dans le cas de les suivre le plus grand nombre possible de ceux qui nous entourent. Procurons des logemens salubres, des vêtemens, des alimens à ceux qui en manquent ; donnons-leur du travail, afin qu'ils aient moins de misère, cette cause si puissante du choléra, et ces sacrifices nous seront profitables, car tout ce qui préservera les autres diminuera les risques pour nous, en empêchant la maladie de se multiplier et de se répandre.

On ne doit rien négliger de ce qui peut augmenter la propreté du corps, de même que des lieux d'habitation. Il faut changer de linge plus souvent que de coutume, ne mettre que du linge bien sec, et des vêtemens propres à garantir du froid, de l'humidité, et de toutes les suppressions de transpiration. Les chaussures doivent être choisies de manière à remplir complétement ce double but; mais c'est principalement les reins, l'estomac et tout le ventre qu'il faut tenir chaudement. Il n'est pas de préceptes particuliers à enseigner à cet égard, et si l'on sent toute l'importance de bien garantir la partie du corps qui peut devenir le principal siége du mal, l'industrie de chacun en suggérera le meilleur moyen.

Les bains seront utiles pour entretenir la propreté; mais pour éviter de s'affaiblir il ne faudrait pas en prendre trop souvent. Le mieux sera de se coucher immédiatement à la sortie de l'eau, après s'être bien essuyé, afin d'éviter l'impression de l'air sur la peau, qui est plus sensible à ce moment. Enfin il y aura beaucoup d'avantage à favoriser la transpiration au moyen de frictions sèches et des vêtemens de flanelle.

Le régime alimentaire exige beaucoup de précautions. Nous avons cité la plupart des alimens que l'on croit capables de produire le choléra-morbus; nous devons donc nous borner maintenant à indiquer ceux dont l'usage peut fortifier suffisamment le corps pour le rendre moins impressionnable à l'action de la maladie, ceux surtout dont la digestion est facile, et qui nourrissent bien sans fatiguer les organes : le pain blanc bien cuit et plutôt rassi que trop tendre ; les viandes blanches ou colorées, mais bien faites, car les jeunes animaux ne donneraient pas une nourriture assez substantielle. Les viandes noires faisandées, les gibiers doivent être repoussés comme trop excitans et capables d'échauffer les organes digestifs, ce qu'il faut soigneusement éviter. Parmi les légumes il ne faut choisir que ceux dont la digestion est facile, et qui ne sont ni lourds ni venteux. Il faut que les alimens soient bien cuits, autrement ils seraient lourds et indigestes ; par conséquent on ne doit user des crudités qu'en très-petite proportion et avec d'autres alimens plus sains.

On aurait tort, de rejeter de la préparation des alimens, toutes espèces d'assaisonnemens ; ils seraient sans goût, et, mangés sans plaisir, ne produiraient aucune excitation sur l'estomac ; la digestion serait languissante, et les forces générales seraient mal réparées. Mais il

12

faut que les assaisonnemens soient doux
et en petite quantité. Pour les viandes
il ne faut que très-peu de sel, pour les
légumes du bouillon gras, et pour les
fécules de très-légers aromates, comme
un peu de cannelle et d'eau de fleurs
d'oranger. On doit redouter les alimens
chargés de sel et d'épices, qui ne peuvent qu'agacer, irriter l'estomac et les
intestins, et les disposer à devenir plus
facilement le siége de l'affection cholérique.

Il est aussi quelques règles générales
relatives aux alimens, dont il importe
de ne pas s'écarter, et que nous nous
bornerons à énoncer.

La diversité des mets équivaut à l'abus
des assaisonnemens, et doit être évitée.

La quantité des alimens à chaque repas doit plutôt être inférieure au besoin que le dépasser, pour que la digestion soit meilleure et plus parfaite.

Il ne faut pas manger avant que la
digestion du dernier repas soit achevée,
ni trop tarder à satisfaire la faim pour

ne point amener une faiblesse dangereuse.

Si l'on fait un repas le soir, il doit être
léger, afin que le sommeil n'en soit pas
rendu pénible.

Il faut surtout éviter de sortir le matin à jeun.

Nous avons aussi fait connaître ailleurs les boissons qu'il faut éviter, et
nous avons montré combien l'excès des
liqueurs spiritueuses est dangereux. On
ne doit boire au repas que de l'eau
rougie, ou du vin étendu d'au moins
trois-quarts d'eau gazeuse simple, ou
d'eau de Seltz. L'usage de ces dernières
est très-salutaire, il rend les digestions
plus faciles et plus parfaites sans irriter les
organes digestifs.

On peut aussi, dans l'intervalle des
repas, prendre quelques verres d'une
boisson légèrement amère, comme une
infusion de houblon, de feuilles d'oranger, ou même de quinquina. On pourrait
aussi prendre avant chaque repas quel-

ques cuillérées à bouche de vin de quinquina ou d'absinthe.

Pour terminer ces règles relatives à
l'exercice des fonctions digestives , nous
conseillons de mettre le plus grand soin
à tenir le ventre libre , mais plutôt par
des lavemens qu'au moyen des purgatifs, dont la répétition aurait l'inconvénient d'irriter les intestins.

Indépendamment de ces règles , dont
la stricte observation doit préserver du
choléra-morbus, en procurant un exercice libre et facile des fonctions , et en
maintenant ou augmentant les forces du
corps, nous devons ajouter comme con-
séquence , que tout ce qui est capable
d'affaiblir et d'épuiser ces mêmes forces,
dispose singulièrement à contracter la
maladie. Il faudra donc éviter toutes
les fatigues excessives , les travaux forcés , ou les simples exercices capables
de produire des sueurs abondantes.

Il ne faudra pas se livrer à des veilles
trop prolongées, ni à des travaux d'esprit poussés jusqu'à la fatigue. Une vie

trop sédentaire pourrait devenir aussi funeste que l'excès des exercices. Enfin, il faut bien se persuader qu'il n'y a de salut à espérer que dans le *bon usage*, qui ne peut être trouvé que dans un juste milieu entre l'abus et le défaut.

En suivant exactement nos conseils, on évitera très-probablement le choléra, mais si l'on en est atteint malgré ces précautions, on peut être assuré qu'elles ne resteront pas sans utilité. Le corps sera fort, les fonctions libres, les mouvemens réguliers, et avec de semblables dispositions l'agression du principe destructeur échouera certainement ; ses blessures pourront être graves, effrayantes même, elles seront rarement mortelles.

Mais il ne faudra rien négliger pour y porter de prompts secours, et au moindre soupçon le médecin devra être appelé, car on ne saurait agir trop vite pour empêcher les symptômes graves de naître.

Il serait surtout bien imprudent de

donner confiance à des moyens spécifiques de préservation ou de guérison. Malheureusement l'on n'en a point encore trouvé, et il y aurait une grande imprudence à compter sur la vertu imaginaire de certains remèdes, que l'on annonce comme infaillibles, afin de les faire acheter, et d'arracher plus sûrement un impôt à la crédulité publique. Leur moindre inconvénient serait de faire perdre, dans l'attente d'effets illusoires, un temps d'autant plus précieux, qu'il n'y a souvent qu'un instant opportun qu'il faut saisir pour employer avec avantage des moyens réellement salutaires.

Tout en restreignant, comme nous l'avons fait page 70, le danger de la contagion du choléra-morbus aux seuls cas où elle peut être à craindre, nous n'en recommanderons pas moins les précautions que commande une prudence bien entendue. On sait que la possibilité de contracter la maladie résulte d'une certaine *aptitude* dont on ne connaît pas les signes. Toutes les causes que l'observateur a appris à regarder comme pouvant produire le choléra augmentent certainement cette aptitude; mais comme en les évitant avec tout le soin possible, et en se conformant, d'un autre côté, à toutes les pratiques préservatives, on peut encore en être atteint si la disposition existe, il faut combattre la dernière chance de malheur en agissant, comme si la contagion était démontrée.

Aussitôt qu'une personne sera prise, soit dans une seule famille ou dans une maison habitée par plusieurs ménages, il faut la placer dans une pièce isolée, et de ce moment elle ne doit plus être approchée que par les personnes qui se seront chargées de la soigner; le nombre doit en être restreint au stricte nécessaire. On pourrait dans chaque maison préparer à cet effet au moins une pièce que l'on choisirait grande, sèche et disposée de manière que l'air pût facilement s'y renouveler; il serait bien qu'il se trouvât à l'entrée de cette chambre un endroit propre à recevoir et à désinfecter tout ce qui aurait touché le malade. Les personnes servant de gardes auraient soin, avant de communiquer avec les objets du dehors, de se laver les mains, le visage dans cet endroit, et d'y laisser leurs vêtemens, qu'elles ne reprendraient en rentrant qu'après qu'on les auraient désinfectés.

On prendra les mêmes précautions si le malade reste dans la pièce où il sera tombé malade ; mais s'il en sort, cette pièce devra été désinfectée sans retard.

Il ne faudra pas, aussitôt qu'un malade est convalescent, le laisser rentrer en communication avec les personnes saines ; il faut qu'il reste isolé pendant deux ou trois semaines après la guérison.

Si, malgré la séquestration complète à laquelle une famille se serait soumise, un de ses membres venait à être attaqué du choléra, il faudrait le soumettre à toutes les précautions que nous venons d'indiquer.

Il y a , au surplus , deux manières de se séquestrer : ou l'isolement sera absolu, et cela suppose que l'on est approvisionné de toutes les choses nécessaires à la vie pour un temps plus ou moins long, pendant la durée duquel on n'aura avec le dehors de communication d'aucune espèce ; ou l'on ne sera muni que des objets principaux pour les besoins ordinaires , et, dans ce cas, les choses que l'on ferait venir du dehors ne doivent être introduites qu'après avoir été purifiées à la porte d'entrée, qui doit toujours être unique. Cette purification sera opérée suivant l'espèce d'objets introduits , d'après un des procédés dont nous allons donner la description.

DE LA DÉSINFECTION.

En appliquant spécialement la désinfection à notre sujet, c'est une opération par laquelle on détruit dans l'air, ou dans une substance solide, des émanations nuisibles, supposées capables de développer le choléra-morbus chez les personnes qui les recevraient par une voie quelconque.

Nous allons chercher, par une comparaison, à faire comprendre la manière dont on peut croire que les moyens de désinfection agissent pour opérer ce résultat.

Supposons un cadavre en putréfaction, l'odeur qu'il répand est causée par les émanations qui en sortent; si l'on brûle des parfums, l'odorat n'est bientôt plus frappé que des vapeurs aromatiques répandues dans l'air, les miasmes du cadavre ne se sentent plus, ils sont couverts, masqués par une odeur plus forte, mais ils ne sont pas détruits, et peuvent toujours produire des effets aussi funestes.

Au contraire, lorsqu'on répand du chlore dans l'air, bientôt l'odeur putride disparaît, parce qu'il se fait une combinaison entre les miasmes et le chlore. C'est Guyton-Morveau qui, le premier, a fait une heureuse application de cette découverte, que Fourcroi avait indiquée en 1792. Honneur lui en soit rendu !

On a pensé, d'un autre côté, que les miasmes contagieux, que l'on ne connaît pas même par leur odeur, mais dont les effets démontrent l'existence, ne devaient pas, pour sortir d'un corps vivant, être d'une nature différente des miasmes putrides qui s'échappent d'un corps mort ; il est bien évident que ce sont toujours des émanations animales, et comme c'est un fait incontestable que le chlore détruit tout ce qui s'échappe des matières organisées mortes, on a dû dès lors combattre la contagion par le chlore. Ce n'est, il est vrai, qu'une hypothèse, mais elle a tant de vraisemblance, elle est si rassurante, qu'on ne saurait trop s'y confier : nous l'admettrons comme une vérité jusqu'à preuve contraire.

Guyton-Morveau avait du premier coup employé un procédé certain pour obtenir le chlore ; mais il en a été trouvé depuis de plus simples et de moins dangereux : sans nous livrer à cet égard à aucune critique, nous nous bornerons à en indiquer un qui nous semble plus facile que tous les autres, et sujet à moins d'inconvéniens dans l'exécution.

On sait que le chlorure de chaux, lorsqu'il est exposé à l'air libre, laisse dégager doucement le chlore, mais qu'en l'arrosant avec un acide faible, le dégagement du chlore en est beaucoup plus prompt. Ces deux faits une fois admis, nous n'avons pas pensé qu'il fût nécessaire, pour toutes les désinfections possibles, de recourir à d'autres moyens : nous n'emploierons donc qu'un seul ingré-dient : *le chlorure de chaux solide.*

C'est une poudre d'un blanc grisâtre, d'une saveur âcre, d'une odeur d'eau de javelle, et dont le prix est d'un franc au plus la livre. Ce chlorure n'est jamais pur ; il contient toujours de la chaux qui n'est pas combinée ; il en résulte que quand on en met dans de l'eau, ce qui constitue le clorure de chaux liquide ou *liqueur Labarraque,* il se forme un dépôt au fond du vase. Le liquide surnageant doit seul, à cause de cela, être employé aux usages que nous allons indiquer ; il a un aspect laiteux, qu'on lui fait perdre en le filtrant ; mais on ne donne par-là au *chlorure liquide* d'autre avantage que de le rendre limpide. La force de cette liqueur dépend de la quantité de chlorure solide dissous dans l'eau.

Dans les différentes espèces de désinfections que nous allons faire connaître, l'application du chlore ne peut entraîner que l'inconvénient inévitable de faire passer les couleurs, d'altérer les peintures et les étoffes, de former une rouille très-forte sur les objets en fer et en cuivre qui se trouveraient atteints. La première chose à faire, avant de commencer une désinfection quelconque, doit donc être d'éloigner toutes les étoffes dont les couleurs pourraient être altérées, et tous les objets de fer ou de cuivre polis.

Désinfection d'une salle.

Nous prendrons pour exemple une chambre de douze pieds carrés environ. Si l'on veut la désinfecter promptement, il faut mettre dans un vase large et un peu profond, comme un saladier ordinaire, quatre onces de chlorure de chaux solide, et verser dessus un verre ou deux de vinaigre, en remuant le mélange avec un bâton. On ferme toutes les ouvertures, et on laisse dégager le gaz pendant une demi-heure. On peut accélérer l'opération en plaçant le vase sur des cendres chaudes. Quand on pense que tout le chlore est évaporé, on ouvre de manière à donner un grand courant d'air.

Dans le cas où une désinfection lente peut suffire, le procédé est encore plus simple : on se borne à placer sur le plancher une ou plusieurs assiettes, dans lesquelles on met quelques cuillerées de chlorure solide que l'on renouvelle chaque jour. Le chlore s'en dégage d'une manière lente et assez régulière. Si l'on veut accélérer l'opération, on laisse tomber par gouttes quelques cuillerées de vinaigre dans chaque assiette, et pour achever de faire sortir tout le chlore avant de mettre de nouveau chlorure, on verse une plus grande quantité de vinaigre.

Désinfection des vêtemens.

On met dans une assiette deux ou trois cuillerées de chlore solide, on ajoute une ou deux cuillerées de vinaigre, et, aussitôt que le dégagement commence, on passe chaque vêtement au milieu de la vapeur, en retournant de manière à en imprégner toutes les parties. On peut, pour éviter d'être incommodé par cette vapeur qui cause souvent une toux violente, placer le vêtement sur une ou deux cordes au-dessus de l'assiette, et le retourner de loin avec une baguette, une canne, etc. On doit s'attendre, dans cette opération, à voir les couleurs des étoffes s'altérer ou disparaître tout-à-fait. On peut aussi tremper les vêtemens dans l'eau chlorurée.

Désinfection des alimens.

Il sera toujours prudent de rejeter les alimens suspects ; mais, si l'on n'en avait pas d'autres, il faudrait passer dans le chlorure liquide ceux qui en seraient susceptibles, sans se dissoudre ou se délayer. Pour faire l'immersion, on placerait l'aliment dans un panier à claires voies, que l'on plongerait deux ou trois fois à quelques minutes d'intervalle : l'on terminerait en lavant ou *rinçant* dans de l'eau pure et tiède la substance désinfectée, pour la débarrasser de ce qu'elle aurait conservé d'eau chlorurée, et en même temps d'une saveur piquante que la cuisson même ne détruirait pas.

On préparera l'eau pour opérer cette désinfection en y faisant dissoudre deux cuillerées de chlorure par pinte, en laissant reposer ensuite et en filtrant. On pourrait se borner à décanter seulement la liqueur surnageant le dépôt, car la couleur blanchâtre de cette dernière ne peut pas nuire au succès de la désinfection. Ce dernier procédé serait plus économique, attendu qu'il se dégage et se perd beaucoup de chlore dans la filtration du liquide trouble.

On pourrait avec la même liqueur désinfecter par un simple lavage des meubles et des ustensiles de toute espèce.

Désinfection de la peau, etc.

Lorsqu'on a touché un cholérique, ou quelques objets dont on se défie, on doit se laver les mains avec de l'eau chlorurée, qui n'a pas besoin d'être plus forte que pour les alimens. On fera bien aussi de se laver le visage, mais il suffira dans ce cas d'une eau préparée avec une cuillerée de chlorure par pinte.

Il serait prudent d'en jeter quelques

gouttes dans les cheveux et même sur les habits, si leur qualité le permet.

Enfin, on pourra mettre quelques cuillerées de chlorure de chaux solide dans l'eau d'un bain.

Désinfection portative.

Lorsqu'on voudra avoir toujours du chlore à sa disposition, il n'est pas de moyen plus simple, plus sûr et moins dangereux, que de porter avec soi un flacon contenant du chlorure de chaux solide ; chaque fois qu'on voudra respirer du chlore, il suffira de déboucher le flacon, qui risquera beaucoup moins de se répandre qu'en employant le chlorure liquide, comme on le fait généralement. Il faudra renouveler le chlorure aussitôt que le flacon ne fournira plus de chlore, ce que l'odorat indique parfaitement. On aura une plus grande abondance de gaz si on ajoute quelques gouttes de vinaigre, mais l'épuisement aura lieu plus promptement. On ajoutera une odeur agréable , en joignant au vinaigre une huile aromatique quelconque ; on pourra se servir de toutes sortes de flacons , même de ceux à sel d'Angleterre et à parfums ; mais le meilleur sera toujours un simple petit flacon à potion , fermé avec un bouchon de liége qui n'est pas difficile à ôter, et qui, dans la poche, tient plus solidement qu'un bouchon de verre.

Nous croyons avoir conseillé les moyens de désinfection , les plus simples et surtout les plus économiques. Nous pouvons en outre garantir que leurs effets préservatifs seront au moins aussi certains que toutes les *liqueurs , appareils* et *flacons* que l'on vend à grand prix à Paris et ailleurs , qui sont présentés fastueusement dans tous les papiers publics par des hommes sans mission et sans conscience , et même par des pharmaciens en réputation, parmi lesquels on est fâché d'en voir que leur position honorable devrait empêcher de se livrer à ces publications, à ces annonces qui décèlent trop évidemment un esprit mercantile.

Le vrai philantrope est celui qui enseigne à tout le monde comment on peut au moindre prix possible tirer tous les avantages d'une découverte utile ; il est des hommes qui ne jugent une découverte utile que quand elle leur profite.

LISTE ET QUANTITÉS

Des principaux médicamens dont il est nécessaire de faire provision pour porter les premiers secours et pour être à la disposition des médecins appelés auprès des malades affectés de choléra-morbus.

Eau de laitue. . . . . . . ⎫
— de fleurs d'oranger. ⎮ De chaque demi-
— de menthe. . . . . ⎬   bouteille.
— de Cologne. . . . . ⎭
— de mélisse. . . . . . . quelques flacons.
Sirop de gomme. . . . . une bouteille.
Sirop diacode. . . . . . . 4 onces.
Laudanum liquide. . . . 2 onces.
Extrait d'opium. . . . . cent pilules d'un
                             grain.
Éther sulfurique. . . . . 4 onces.
Calomel. . . . , ... 2 onces.
Fleurs de tilleul. . . . . 2 onces.
Des citrons. . . . .
Des oranges. . . . . . .
Sangsues. 100
Farine de graine de lin. un boisseau.

Racine de guimauve sè-
che. . . . . demi-livre.
Têtes de pavot. 20
Huile de térébenthine. . 1 livre.
Alcool ou esprit-de-vin. une bouteille.
Emplâtre pour vésica-
toire. . . . . demi-livre.
Farine de moutarde pour
sinapisme. . . . . 2 livres.
Sable bien sec. . . . . . deux boisseaux.
Flanelle. . . . . quelques aunes.
Chlorure de chaux en
poudre. . . . . 4 livres.

FIN.

TABLE

DES MATIÈRES.

AUDOT FILS, LIBRAIRE

ÉDITEUR,

RUE DU PAON, 8, ÉCOLE DE MÉDECINE.

Discours sur le but, les avantages et les plaisirs de la science; par M. Brougham, président de la Société pour la propagation des connaissances utiles, traduit de l'anglais par N. Boquillon; 1 vol., 1 fr.

Traité d'Hydrostatique, ou de l'Équilibre des liquides, traduit par le même; 1 vol. avec 2 grandes planches gravées, 1 fr.

Action de l'eau sous le rapport de la pression qu'elle exerce, et ressources qu'offre cette pression dans l'emploi d'agens mécaniques adaptés aux usines, etc., etc.

Traité d'Hydraulique, ou du Mouvement et de la force des liquides, traduit par le même; 1 vol., 3 grandes planches, 1 fr.

Moyens d'élever et de conduire les eaux; théorie des pompes, des roues hydrauliques, etc.

Traité de Pneumatique, ou des Propriétés de l'air et des gaz, trad. par le même; 2 vol., 4 grandes pl., 2 fr.

Action mécanique de l'air; phénomènes qui accompagnent sa pression ou l'absence de cette pression. Moyens d'utiliser ces propriétés; complément de la théorie des pompes, etc.

Traité du Calorique, ou de la nature, des causes et de l'action de la chaleur; traduit de l'anglais, revu par M. Desmarest; 3 vol. in-18, 2 pl. grav., 3 fr.

La théorie de la chaleur est de la plus grande importance, surtout dans les arts où l'on n'emploie pas impunément cet agent puissant quand on ne connaît pas son mode d'action. La connaissance de ses phénomènes est indispensable dans toutes les classes de la société.

(232)

La machine à vapeur, leçons familières sur sa construction et la manière de la faire fonctionner, précédées d'un précis historique sur son invention et ses améliorations successives; par Dionysius Lardner, trad. par Pelouze; 4 vol. in-18, 12 pl. gr.; 4 fr.

Géométrie de l'ouvrier, ou Application de la règle, de l'équerre et du compas à la solution des problèmes de la géométrie; par E. Martin, 1 vol. in-18, pl. gr., 1 fr.

Traité de mécanique pratique, traduit de l'anglais par N. Boquillon; 7 vol. avec 14 gr. pl. gravées, 7 fr.

Art du Maçon, par Émile Martin, 1 vol., fig., 1 fr.

Art de préparer la Chaux et le Plâtre, et de fabriquer les briques et carreaux, 1 vol., fig., 1 fr.

Le Toisé des bâtimens, ou l'Art de se rendre compte et de mettre à prix toute espèce de travaux. Ouvrage indispensable aux architectes, constructeurs et propriétaires, par L.-T. Pernot, architecte - expert près les tribunaux :

1re. partie, *Maçonnerie,* 1 vol., fig., 1 fr.

2e. partie, *Charpente,* 1 vol., 1 fr.

3e. partie, *Serrurerie,* 1 vol., 1 fr.

4e. partie, *Couverture et Carrelage,* 1 vol., 1 fr.

5e. partie, *Menuiserie,* 2 vol., 2 fr.

6e. partie, *Marbrerie,* 1 vol., 1 fr.

7e. partie, *Peinture, Dorure,* 1 vol., 1 fr.

8e. partie, *Plomberie et Fontainerie,* 1 vol. 1 fr.

9e. partie, *Vitrerie, Tenture des Papiers, Miroiterie et Tapisserie,* 1 vol., 1 fr.

10e. partie, *Terrasse, Pavage, Vidange de fosses, Poélerie et Fumisterie, Treillage et Grillage,* 1 vol., 1 fr.

Art de fabriquer en pierre factice, très-dure, et susceptible de recevoir le poli, des bassins, conduites d'eau, dalles, enduits pour les murs humides, caisses d'orangers, tables à compartimens, mosaïques, etc.; de jeter en moules des vases, colonnes, statues et autres objets d'utilité et d'ornement; par M. E. Pelouze, 2e. édition, 1 vol., fig., 1 fr.

Le Fumiste, art de construire les cheminées, de corriger les anciennes, et de se garantir de la fumée ; par M. E. Pelouze ; 2ᵉ. édit., 1 vol., 2 grandes planches, 1 fr.

Art du chauffage domestique et de la cuisson économique des alimens; par M. E. Pelouze ; 2ᵉ. éd., 1 vol., 2 gr. pl., 1 fr.

Art de construire les Fourneaux d'usines, de la manière la plus économique et la plus avantageuse pour l'emploi des combustibles; par E. Pelouze, 2 vol., 4 gr. pl., 2 fr.

Art de prévenir et d'arrêter les incendies, par M. ***, revu et augmenté par M. Everat, offic. de sapeurs-pomp., 1 vol., 1 fr.

Art du menuisier en bâtimens et en meubles, suivi de l'*Art de l'ébéniste*. Ouvrage contenant des élémens de géométrie descriptive appliquée au trait du menuisier, de nombreux modèles d'escaliers, l'exposé de tout ce qui a été récemment inventé pour rendre l'outillage parfait, des notions fort étendues sur les bois, sur la manière de les colorer, de les polir, de les vernir, et sur leur placage. 3ᵉ. édition , par M. A. Paulin Desormeaux, avec 71 planches, grand format, 2 vol., petit in-4°., 18 fr.

Art de fabriquer les couleurs et vernis, de préparer les huiles, etc., pour tous les genres de peintures ; 2 vol., fig., 2 fr.

Art de la peinture en bâtimens, et des décors, y compris le badigeon et la tenture des papiers; par Doublet te-Desbois, peintre-vitrier; 2 vol., 2 gr. pl. grav., 2 fr.

Art du Vitrier, par le même; 1 vol., planche grav., 1 fr.

Art de l'Ornemaniste, du stucateur, du carreleur en pavés de mosaïque et du décorateur en divers genres, 1 fr.

Chimie du Teinturier, par E. Martin, directeur des teintureries à Louviers et à Elbeuf; 1 vol., 1 fr.

Art de la teinture des laines; par le même; 1 vol., 1 fr.

Art de la teinture de la soie, du coton, du lin et des toiles imprimées; par le même; 1 vol., 1 fr.

Art de dégraisser et de remettre à neuf les tissus; par le même; 1 vol., 1 fr.

Art de fabriquer les savons, mis à la portée des ménages; par M. Dussart; 1 vol., 1 fr.

Art de fabriquer la chandelle avec économie; par Michel, ancien fabricant; 1 vol., 1 fr.

Manuel du marchand papetier dans la préparation des plumes à écrire, des encres noires, de couleur, de la Chine, de celle propre à marquer le linge, etc.; des cires et pains à cacheter, des colles à bouches et autres; des crayons, de la sandaraque, des sables de couleur, du papier-glace, et des différens papiers à calquer; des papiers glacé, huilé, à dérouiller, etc., etc.; 2 vol., 2 fr.

Art de la réglure des registres et papiers de musique, contenant la fabrication et le montage des outils, la préparation des encres, suivi de l'*Art de relier les registres;* par Méguin, régleur; 2 vol., fig., 2 fr.

Récréations tirées de *l'art de la vitrification*. Moyens curieux, simples et peu coûteux d'exécuter sur verres des peintures, dorures, jaspures, herborisations, gravures, etc.; de composer des colliers, filigranes, plumets, empreintes, pierres gravées, faux camées, perles, verres colorés de tous genres, émaux, petites figures, yeux en émail pour les animaux conservés, incrustations, etc.; par M. E. Pelouze, offic. de la manuf. des glaces; 2 vol., fig., 2 fr. 50 c.

Méthode certaine et simplifiée de soigner les Abeilles pour les conserver et en tirer un bénéfice assuré; par M. Féburier, de la Soc. d'agric.; 1 vol., fig., 1 fr.

Histoire naturelle des Abeilles, suivie de la manipulation et de l'emploi de la cire et du miel; 1 vol., 1 fr.

Manuel pour l'éducation des vers à soie et la culture du mûrier; par J.-M. Rédarès, du Gard; 2 vol., fig., 2 fr.

Pharmacie domestique, contenant la préparation des médicamens et l'indication des premiers secours à donner aux malades; 2 vol., 2 fr.

Notions élémentaires de perspective linéaire, et Théorie des ombres; par M. Richard; 1 vol., fig., 1 fr.

Traité des alimens, leurs qualités, leurs effets, l'usage que l'on doit en faire, etc.; par M. A. Gautier; 1 vol., 2 fr.

Art de la conservation des substances alimentaires; 1 vol., 1 fr.

La Laiterie. Art de traiter le laitage, le beurre, les fromages, 1 vol., 1 fr.

La Cuisinière des petits ménages; 1 vol., 1 fr.

Art du blanchissage domestique, et calandrage du linge, nettoyage et remise à neuf des dentelles, blondes, tulles, gazes et bas de soie; par madame Pelouze; 1 vol., fig., 1 fr.

Art de la couturière en robes; par madame Burtel; 1 vol. in-18, fig., 1 fr.

Art de faire les corsets, les guêtres et les gants; par la même; 1 vol., fig., 1 fr.

Art de construire en cartonnage toutes sortes d'ouvrages d'utilité et d'agrément; 8 plan. grav.; 2e. édition, 1 vol. in-18, 2 fr.

Art de fabriquer toutes sortes d'ouvrages en papier, pour l'instruction et l'amusement des jeunes gens des deux sexes; 22 plan. gravées, 2e. édit., 1 vol., 2 fr. 50 c.

Gymnastique des jeunes gens, ou Traité des exercices propres à fortifier le corps, entretenir la santé et préparer un bon tempérament; 2e. édit., avec 33 planches, 2 fr. 50 c.

Calisthénie, ou *Gymnastique des jeunes filles.* Traité des exercices propres à fortifier le corps, entretenir la santé et préparer un bon tempérament; 2e. édition, avec 25 pl., 2 fr. 50 c.

Chimie récréative; par M. Desmarest, professeur de chimie et de physique; 1 vol. in-8º.; 6 fr.

Musée de peinture et de sculpture, ou Recueil des principaux tableaux, statues et bas-reliefs des collections publiques et particulières de l'Europe; par Reveil, avec des notices, 1 fr. la livraison de 6 planches. Une livraison est mise en vente tous les dix jours.

Le Vignole de poche, ou Mémorial des artistes, des propriétaires et des ouvriers, 2ᵉ. édition, avec un *Dictionnaire portatif d'Architecture*, par Urbain Vitry, architecte ; 1 vol. in-16, orné de 35 planches, 5 fr.

Le Propriétaire architecte, contenant des modèles de maisons de ville et de campagne, de remises, écuries, etc., ainsi qu'un *Traité d'Architecture et de Construction :* ouvrage utile *aux personnes qui veulent diriger elles-mêmes leurs ouvriers ;* par M. Urbain Vitry, architecte ; avec cent gravures, in-4, 40 c.

L'art du Tourneur ; par M. Paulin Desormeaux, 2 vol. in-12, avec un volume grand in-4, contenant 36 planches, dont quatre doubles et deux coloriées ; 24 fr.

Principes de l'art du Tour, extraits de l'ouvrage de M. Paulin Desormeaux ; 1 vol., 6 pl. gr., 3 fr. 50 c. ; port, 1 fr.

Petite Encyclopédie des habitans de la campagne, 2ᵉ. édition, contenant des instructions élémentaires sur l'univers, le mouvement des astres, les saisons, la physique, la mécanique et la chimie ; l'histoire naturelle de la terre, de l'air, des animaux, des plantes ; l'histoire de l'agriculture ; tous les travaux agricoles et domestiques divisés mois par mois ; par M. Deslandes ; 1 gros vol., 3 fr., port, 1 fr. 30 c.

La Maison de Campagne ; par madame Aglaé Adanson ; 2ᵉ. édition, 2 vol. in-12, fig., 7 fr.

Cet ouvrage enseigne tout ce qui doit se pratiquer dans une maison de campagne.

Manuel de la Maîtresse de Maison ; par madame Pariset ; 3ᵉ. édition, 1 vol. in-18, fig., 3 fr.

L'art du Taupier, ou Méthode amusante et infaillible pour prendre les taupes ; par M. Dralet ; ouvrage publié par ordre du gouvernement, 15ᵉ. édition, 1 vol. fig., 1 fr.

Classification et description des vins de Bordeaux, culture, préparation des vins, selon les marchés auxquels ils sont destinés ; par M. Pagnière, courtier de vins ; 1 vol., carte des vignobles du Bordelais, 3 fr.

Traité de l'éducation des animaux domestiques, moyen de les multiplier et de les entretenir en santé ; par M. Thiébaut de Berneaud ; 2 vol. in-12, 10 planches, 7 fr.

Traité des oiseaux de basse-cour, 1 vol., fig., 2 fr. 50 c.

Art d'élever les lapins et d'en tirer un grand profit, 1 vol., 1 fr.

La Cuisinière de la Campagne et de la ville, ou *la Nouvelle Cuisine économique*, précédée d'instructions sur la dissection des viandes à table, et suivie de recettes précieuses pour l'économie domestique, et d'un Traité sur les soins à donner aux caves et aux vins. 9 planches gravées, dont une coloriée ; 9e. édition, 1 vol., 3 fr.

La Charcuterie. Art de saler, fumer, apprêter et cuire le sanglier et le cochon. 2e. édition ; 1 vol., 1 fr.

La Pâtissière de la campagne et de la ville, suivie de l'Art de faire le pain-d'épice, les gaufres, oublies, etc.; 1 vol., 1 fr. 50 c.

Art de conserver et d'employer les fruits, de les dessécher et confire, de composer les liqueurs, vins liquoreux artificiels, sirops, glaces, boissons de ménage, etc. 3e. édit., augmentée de l'Art de construire les glacières domestiques, fontaines à conserver la glace, etc.; 1 vol., 2 fr.

Les Amusemens de la campagne, contenant la description de tous les jeux qui peuvent ajouter à l'agrément des jardins, servir dans les fêtes de famille et de village, et répandre la joie dans les fêtes publiques ; 4 vol. in-12, ornés d'un grand nombre de fig., 15 fr.

Les Pigeons de volière et de colombier, manière d'établir des colombiers et volières ; d'élever, soigner les pigeons, etc.; 1 vol. in-8o., 25 pigeons en couleur, 12 fr.; fig. noires, 6 fr.

Traité des oiseaux de chant, des pigeons de volière, du perroquet, du faisan, du cygne et du paon; 1 vol. in-12, 38 fig. d'oiseaux, 3 fr.

Traité des chasses aux piéges, contenant la description de tous les piéges, la manière de prendre les lièvres et les lapins, et les diverses espèces d'oiseaux qui se trouvent en France, par les auteurs du *Pêcheur français*, orné d'un grand nombre de planches; 2 vol. in-8°., 10 fr.; port 2 fr.

Traité complet de la chasse au fusil, par une société de chasseurs; 1 gros vol. in-12, 8 pl. gr., 5 fr.

Art de faire à peu de frais les feux d'artifice pour les fêtes de famille; 3e. édit.; 1 vol., 10 pl., 1 fr. 80 c.

Cet ouvrage contient aussi la description de l'art de fabriquer le salpêtre et la poudre.

Le Pêcheur français. Traité de la pêche à la ligne; histoire naturelle des Poissons; manière de pêcher; par M. Kresz aîné; 2e. édit., augmentée et ornée de beaucoup de fig.; 1 vol. in-12, 5 fr.

La Pêche à la ligne, par M. P. Desormeaux, extraite des *Amusemens de la campagne*; 1 vol., fig., 3 fr.

Le Cabinet d'Histoire naturelle, formé des productions du pays que l'on habite, avec la méthode de classement, l'art d'empailler les animaux et de conserver les plantes et les insectes; dédié à M. le baron Cuvier. 2 vol. in-18, fig., 6 fr.

Traité sur la composition et l'ornement des Jardins, avec 97 planches représentant des plans de jardins, des fabriques propres à leur décoration, et des machines pour élever les eaux; 3e. édit., 1 vol. in-4°., 20 fr.

Le bon Jardinier, contenant des principes généraux de culture; l'indication, mois par mois, des travaux à faire dans les Jardins; la Description, l'Histoire et la Culture particulière de toutes les Plantes potagères, économiques ou employées dans les arts; de celles propres aux Fourrages; des Arbres fruitiers; des Ognons et Plantes à fleurs; des Arbres, Arbrisseaux et Arbustes utiles ou d'agrément; suivi d'un Vocabulaire des termes de Jardinage et de Botanique, d'un Jardin des Plantes médicinales, par A. Poiteau et Vilmorin. 1 gros vol. in-12 avec fig., 7 fr.

Figures pour le bon Jardinier, représentant, en 51 planches contenant, plus de 400 objets, les ustensiles de tous genres employés dans la culture des jardins ; manières de marcotter, greffer, former les arbres fruitiers ; modèles de châssis, baches, serres, orangeries, etc. 7ᵉ. édit., 1 vol. in-12, 4 fr.

Revue Horticole, journal des jardiniers et amateurs. Prix pour l'année, 3 fr.

Le Jardinier des fenêtres, des appartemens et des petits jardins ; 2ᵉ. édit., 1 vol., 2 pl., 2 fr.

La Botanique des Dames ; 3 vol. in-18, 9 fr.

Flore de la Botanique des Dames ; 1 vol. in-18, cartonné : fig. noires, 9 fr.; fig. color., 20 fr.

Le Langage des Fleurs, par Mᵐᵉ. Charlotte de Latour. 3ᵉ. édit., 1 vol. in-18, orné de 15 grav. charmantes. Figures noires, 6 fr.; fig. color., 12 fr.

Manuel des plantes médicinales. Descriptions, Usages et Culture des végétaux employés en médecine ; manière de les recueillir, conserver ; préparations qu'on leur fait subir, doses auxquelles on les administre ; leurs propriétés, temps de leur floraison, récolte ; lieux où ils croissent naturellement, etc.; par A. Gautier, doct. en médecine. 1 vol. in-12 de 1140 pag., fig., 10 fr.

Herbier médical. Collection de figures représentant les plantes médicinales indigènes. *Supplément au Manuel des Plantes médicinales*, et à tous les Traités et Dictionnaires d'histoire naturelle ou des plantes. 214 fig., in-12, fig. noires, 15 fr.; in-12, fig. color., 40 fr.

a *Toilette des Dames*, par Mᵐᵉ. Élise Voïart ; 1 vol. in-18, avec une jolie gravure, 3 fr.

ecueil *des plus jolis Jeux de société ;* 1 vol. in-12, fig., 2 fr.

incipes *de logique*, ou Art de penser, de Rhétorique, de Versification, de Lecture à haute voix et de Déclamation; par M. Cœuret de Saint-Georges, avocat; 1 v. in-18, 3 fr.

Atlas universel de Géographie ancienne et moderne, dressé par M. Perrot ; 1 vol. cart., 9 fr.

Bréviaire du Gastronome, ou l'Art d'ordonner le diner de chaque jour ; 2ᵉ. édit., 2 fr.

Manuel de l'amateur d'huîtres ; 1 vol. in-18, 2 fr.

Manuel de l'amateur de Café, avec fig. ; 1 vol., 2 fr.

Manuel du Marié, ou Guide à la mairie, à l'église, au festin, au bal, etc., avec 4 fig. 1 vol.; 2 fr.

Traité complet sur l'éducation physique et morale des chats, suivi de l'art de guérir les maladies de cet animal domestique ; par Catherine Bernard, portière ; 1 vol. in-18, 1 fr.

Les Perroquets, leur éducation physique et morale, l'art de les nourrir et de guérir leurs maladies ; par un ancien oiseleur ; 1 vol., 1 fr.

www.ingramcontent.com/pod-product-compliance
Lightning Source LLC
LaVergne TN
LVHW050415060726
842524LV00002B/584